モチベーションを上げる 15のアドバイス

―なんで磨いてくれないの？―

編集：高柳篤史

クインテッセンス出版株式会社

はじめに

「歯医者に行ったら、ただ、歯周病の話を30分も聞かされた」「子どもでもないのに、この年齢になって歯磨きの仕方を指導された」などといったことを耳にしたことがあります。歯科医院を受診された患者さんのうち、同様のことを感じている人が少なからず存在することを、私たちは謙虚に受け止めなければなりません。「患者さんのために」と思って保健指導を熱心に行っても、それを患者さんが望んでいなかったら、単なる苦痛でしかなくなってしまうのです。

私たちは歯科の専門家として毎日、口腔の健康のことを考えて生活していますが、はたして、一般の方はどうでしょうか。「歯の健康が大切であるか」という質問には、ほとんどの人が「そう思う」と答えるかもしれませんが、私たちが何の支障もないときに日常的に目や耳の健康を意識していないように、一般の人が歯の健康のために、日々、努力ができるのでしょうか。歯にいいことであっても、そのこと自体が楽しくなければ、日常生活に定着しないのは当然のことです。つらいダイエットであれば長続きせずに、すぐにリバウンドしてしまうことは容易に理解できると思います。

患者さんが歯科医院を受診してくださったときは、患者さん自身が何らかの困りごとがあったり、あるいは健康を維持したいといった願いがあるときです。それらの思いを、どのように患者さんの健康や幸せにつなげていくのかが、私たちの役割でもあります。さらに患者さんの困りごとが解消された後も、日常生活で継続できる実際的な指導を行っていくことも合わせて求められます。そして、何よりも大切なことは、一方通行の保健指導をするのではなく、患者さんのことをよく知るとともに、患者さんと目標を共有し、達成に向けて、ともに歩むことです。そのようにすることでこそ、患者さんの健康を、ともに喜び、幸せを分かち合うことができます。これこそが、まさに歯科衛生士としての醍醐味といえます。本書がそのための一助となることを、期待いたします。

最後に、本別冊をまとめるにあたり、編集作業を支援いただいた月刊「歯科衛生士」編集部の方々に、心より感謝申しあげます。

2009年11月
編集　高柳篤史

CONTENTS

❖ はじめに ……………………………………………… 高柳 篤史　03

第1部　指導前編……まずは指導環境を整えよう！

アドバイス1
治療の流れを理解してもらおう　　　　　　　　　景山 正登　09

アドバイス2
現状理解のためにツールを活用しよう　　　　　　藤木 省三　10

アドバイス3
患者さんの話を聴こう〜傾聴が大事〜　　　　　　山田 隆文　14

アドバイス4
伝えるべきことをきちんと伝えよう　　　　　　　深町 厚子　20

第2部　指導時編……個別に対応していこう！

アドバイス5
実際的な指導をしよう　　　　　　　　　　　　　実野 典子　24

アドバイス6
説明時・指導時に注意すること　　　　　　　　　高柳 篤史　28

アドバイス7
患者さんに実感（体験・体感）してもらおう　　　遠藤 眞美　30

アドバイス8
前向きな声かけをしよう　　　　　　　　　　　　塚越 芳子　36

アドバイス9
指導時のワンポイントアドバイス　　　　　　　　塚越 芳子　38

アドバイス10
指導内容を示した資料を渡そう　　　　　　　　　川崎 律子　46

モチベーションを上げる 15のアドバイス
―なんで磨いてくれないの？―

第3部　指導後編……指導終了≠磨けている その後も大事！

❗ アドバイス11
指導後のフォローをしよう　　　　　　　　　　　浜端 町子　52

❗ アドバイス12
モチベーションが低下したときは、
経過を見てもらおう　　　　　　　　　　　　　　伊藤 弥生　56

❗ アドバイス13
磨かない理由を分析し、方法を変えていこう　　　川崎 律子　62

❗ アドバイス14
繰り返し伝えよう　　　　　　　　　　　　　　　深町 厚子　64

❗ アドバイス15
あせらずタイミングを待つことも大切　　　　　　高柳 篤史　66

コラム

これは使える　たとえ話ネタ帳	和田 和江
■ブラッシングの重要性を伝えるとき	22
■「なぜ歯科医院とのかかわりが必要か」を伝えるとき	55

これは使える　数字で説得！数字で納得！	内藤 徹
■「3ヶ月ごとにお手入れしてもらっているから、自分の歯磨きはそこそこで良いです」という患者さんに	27
■8組中6組の夫婦に同じ細菌がいる？	27
■口腔ケアでインフルエンザが1/10に	61
■数ある歯ブラシ、どれも変わらない？	61

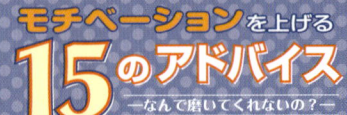

執筆者一覧

五十音順・敬称略

編集・執筆

高柳篤史● 高柳歯科医院・歯科医師

執筆

伊藤弥生● フリーランス・歯科衛生士

遠藤眞美● 日本大学 松戸歯学部 障害者歯科学講座・助手

景山正登● 景山歯科医院・歯科医師

川崎律子● 原田歯科医院・歯科衛生士

実野典子● フリーランス・歯科衛生士

塚越芳子● わたなべ歯科医院、ナグモ歯科クワバラクリニック・歯科衛生士

内藤　徹● 福岡歯科大学 総合歯科学講座 高齢者歯科

浜端町子● 丸山歯科医院・歯科衛生士

深町厚子● フリーランス・歯科衛生士

藤木省三● 大西歯科・歯科医師

山田隆文● 明倫短期大学 歯科衛生士学科・教授

和田和江● 医療法人社団マハロ会 かみむら歯科医院、英デンタルクリニック・歯科衛生士

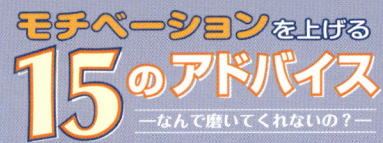

第1部　指導前編

まずは指導環境を整えよう！

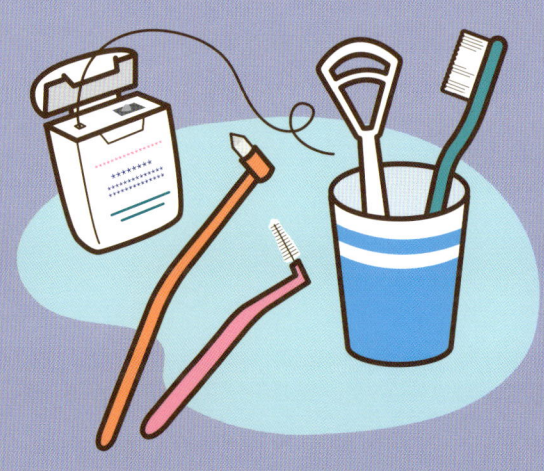

SHOFU HOME CARE PRODUCTS

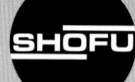

患者様の口腔ケアをお手伝い

松風のホームケア商品は口腔の健康を応援します。

むし歯予防や歯周病予防、歯質強化など様々な薬用成分を配合した
歯科医院専売ならではの商品ラインナップから、
患者様に合ったものをお薦めください。

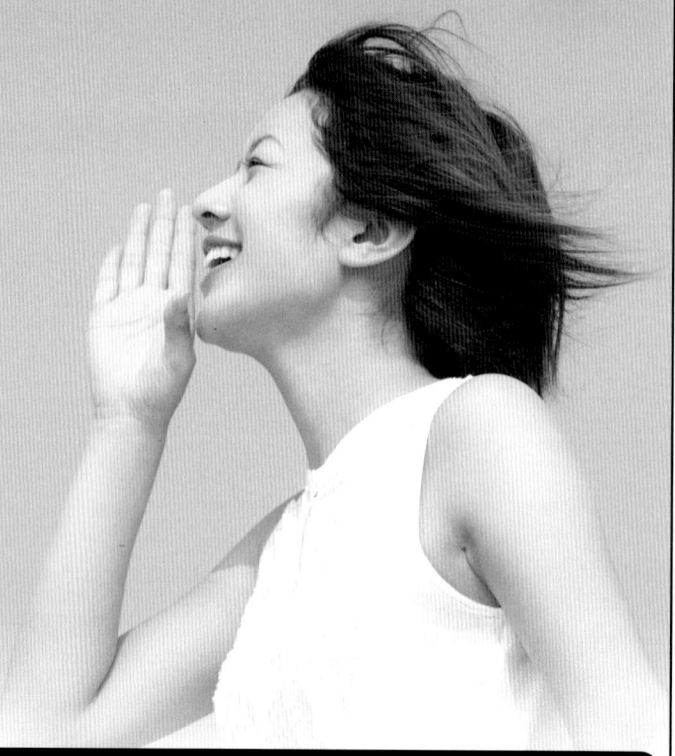

歯磨剤

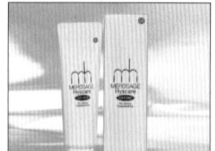

メルサージュ ヒスケア 〈医薬部外品〉
知覚過敏予防はみがき剤

知覚過敏予防、むし歯予防、歯周病予防、ステイン除去に効果があり、ホワイトニング前後のケアにも最適です。
(ソフトミントフレーバー)
■80g…標準患者価格￥950

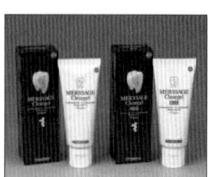

メルサージュ クリアジェル
メルサージュ クリアジェル キッズ 〈医薬部外品〉
フッ素配合 口腔ケアジェル(薬用歯磨)

研磨剤・発泡剤無配合の歯磨剤で、キッズ用(フッ素濃度500ppm：ピーチフレーバー)と、根面露出などのカリエスリスクの高い患者様用(フッ素濃度950ppm：アップルミントフレーバー)の2種類をご用意しています。
■60g…標準患者価格￥700

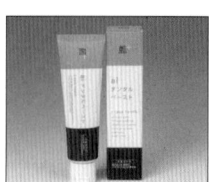

aiデンタルペースト 〈医薬部外品〉
藍とプロポリスのハミガキ(藍水抽出液・プロポリス抽出液配合)

薬用成分として「β-グリチルレチン酸」、「塩化セチルピリジニウム(CPC)」を配合した薬用ハミガキで、歯周炎・歯肉炎の予防効果があります。
■100g…標準患者価格￥1,800

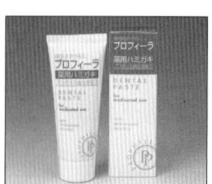

プロフィーラ薬用ハミガキ 〈医薬部外品〉
薬用ハミガキ

グリチルリチン酸ジカリウムを配合し、歯周炎や歯肉炎を予防するペースト状のハミガキ剤です。天然の抗菌物質といわれる「プロポリス」も配合しており、薬用成分とのW効果で歯周病を予防します。
■100g…標準患者価格￥950

洗口液、液体ハミガキ

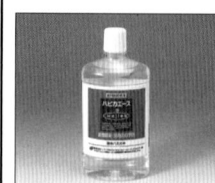

〈医薬部外品〉
ハピカエース(販売名：薬用ハピカAJ)
液体ハミガキ

薬用成分イソプロピルメチルフェノールとグリチルリチン酸ジカリウムを配合した薬用液体ハミガキで、特に歯槽膿漏や歯肉炎、むし歯の予防に効果があります。
■480mL…標準患者価格￥800

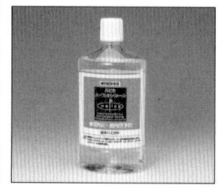

〈医薬部外品〉
ハピカ ハーブ＆キシリトール(販売名：薬用ハピカⅠ)
液体ハミガキ

薬用成分「トリクロサン」の殺菌効果でむし歯、歯肉炎を予防し、口臭を防止します。5種類のハーブ(カモミール・フェンネル・ラベンダー・ローズマリー・セージ)とキシリトール(香味剤)配合。
■480mL…標準患者価格￥800

清涼食品

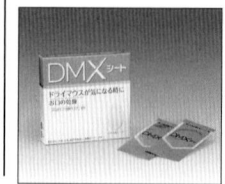

DMXシート プロタミン分解ペプチド配合
清涼食品

口腔内でゆっくり溶け、潤い感が持続する清涼食品です。縦29×横22×厚み0.4mmのコンパクトな楕円形のシートタイプなので、いつでもどこでも手軽にお召し上がりいただけます。
■シトラスミントフレーバー
■1箱30枚入…標準患者価格￥1,800

2009年11月現在の標準患者価格(消費税抜き)

世界の歯科医療に貢献する **株式会社 松風**

●本社：〒605-0983 京都市東山区福稲上高松町11・TEL(075)561-1112(代)
●支社：東京(03)3832-4366／営業所：札幌(011)232-1114／仙台(022)713-9301／名古屋(052)709-7688／大阪(06)6330-4182／福岡(092)472-7595

http://www.shofu.co.jp

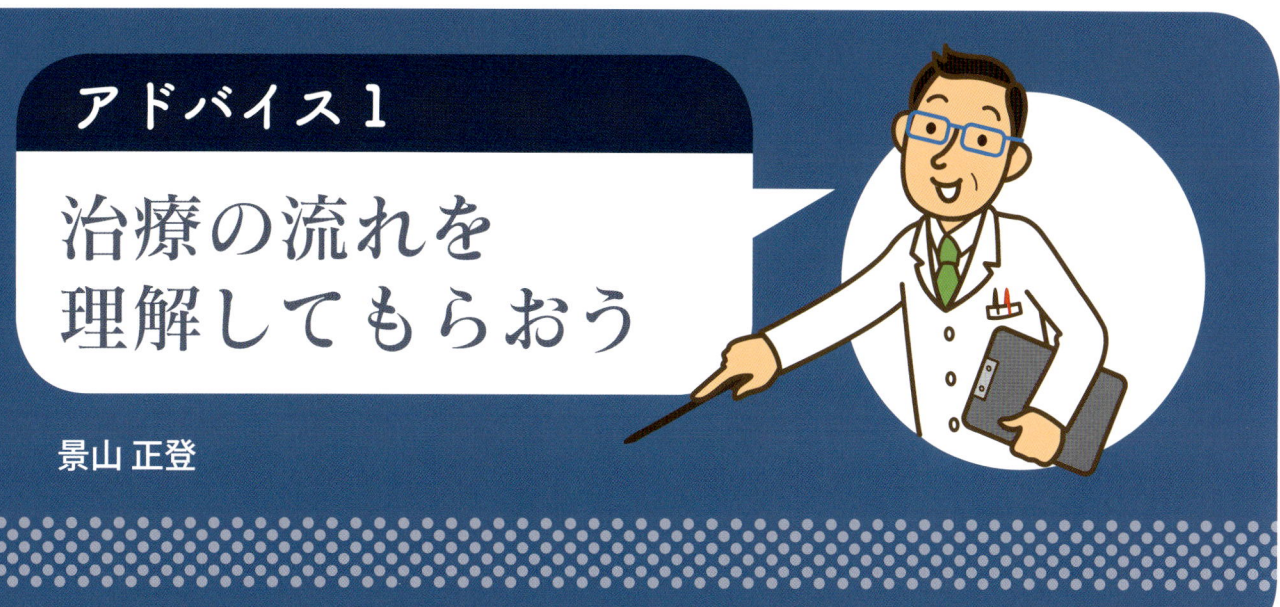

アドバイス1
治療の流れを理解してもらおう

景山 正登

なぜ、それは有効なの？

　う蝕や歯周病の治療には、歯科医院での処置および患者さんによるブラッシングが不可欠です。よって、ブラッシングが治療の一環であることを理解しなければ、ブラッシングへの意欲がわかず、成果は上がりません。そのため歯科衛生士は、**治療の一環としてブラッシングを行ってもらうことを、わかりやすく説明する必要があります。**たとえば、「今、お口の中にう蝕や歯周病があります。う蝕や歯周病は感染症であるとともに生活習慣病なので、歯科医院での治療を受けるだけでなく、原因となる細菌を取り除くためにブラッシングを行います。ですからご自分で行うブラッシングは、治療の1つなのです。ブラッシングが毎日規則正しく行えると、良い生活習慣が身についたといえるでしょう。そして、ブラッシングが定着すれば健康で快適な口腔を維持することができます」などとお話するとよいでしょう。

ブラッシング指導は治療計画のどの段階で行うの？

　う蝕や歯周病の主因はプラークなので、治療時ブラッシングを欠かすことはできません。しかし、患者さん自身が取り組まなければならないので、適切に行えるようになるためにはブラッシング指導が必要です。そのため、原因治療の一環として、できるだけ早くしたいので、通常主訴解決後に指導を開始します。仮に**主訴が解決していないにもかかわらずブラッシング指導を行っては、ブラッシングに熱が入らないどころか、主訴解決という患者さんの目的が果たせないため、歯科治療に対するモチベーションも下がる可能性が高くなる**でしょう。まずは、主訴解決を第一に考えます。

　また、主訴解決後であっても、患者さんがブラッシングに取り組もうという意欲がなければ効果は出にくいものです。そこで「今、ブラッシングに取り組む気持ちや時間がありますか？」と確認することも重要です。取り組むことが確認でき次第、積極的にブラッシングの練習を開始することになります。そのとき、「細菌の付着を20％以下にすることがブラッシングの目標になります」などと患者さんにお伝えするとよいでしょう。

　なお、ブラッシング意欲がない患者さんであっても、日々ブラッシングの重要性を伝えたり、理解してもらえるようアプローチしていくことが大切です。

アドバイス2
現状理解のためにツールを活用しよう

藤木 省三

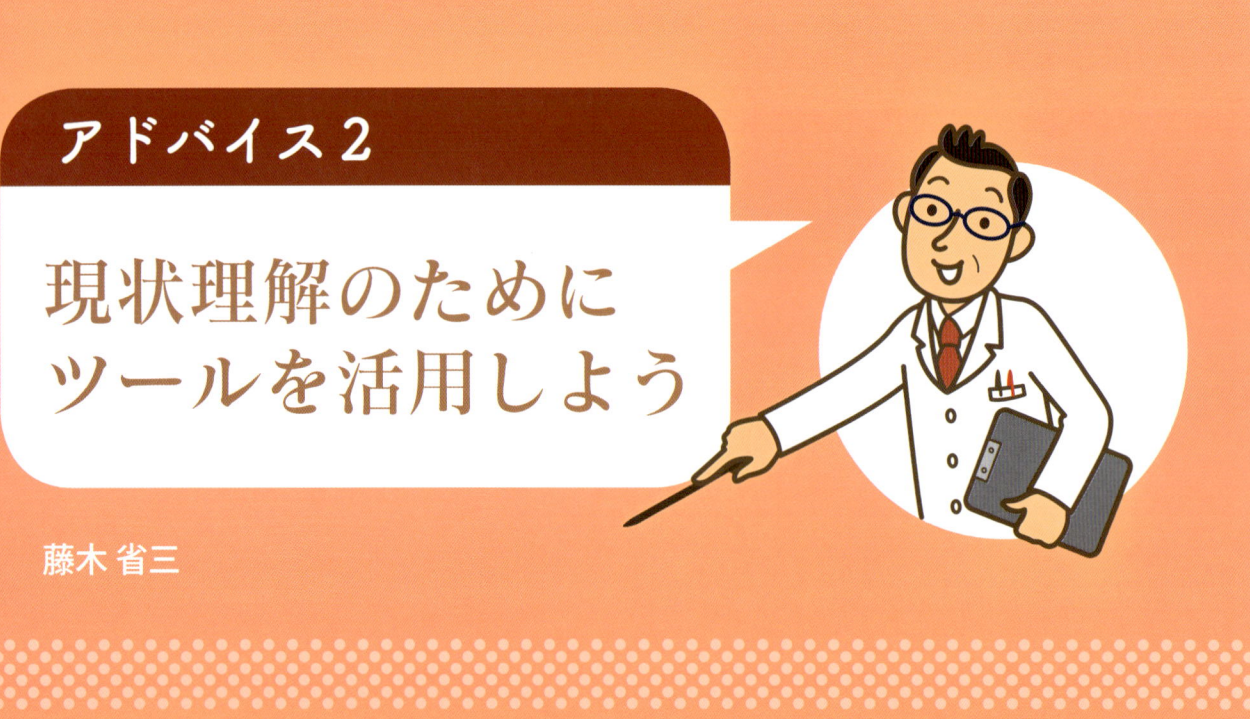

なぜ、それは有効なの？

　私たちが初診の患者さんに対して「ブラッシング指導をしなければならない」と思うのはどのような場合でしょうか？　まず思い浮かぶのは、プラークがいっぱい残っていて本当に磨いているのだろうかと思う場合や、磨いてはいるのだけどうまく磨けていない場合でしょう。もちろん明らかに歯周炎に罹患している場合も必要ですね。

　でも、それだけですか？　一見きれいに磨けているように見えても磨き過ぎや磨き方が悪くて歯肉に害を及ぼしている場合もありますね。

　患者さんに伝えるには、まず私たちが問題点をきちんと把握しておくことが不可欠です。そして、その問題点を私たちが指摘するのではなく、患者さんに**自分自身で発見してもらうことがブラッシング指導を受けようと思う第一歩**ではないかと思います。つまり、**自分の現状を患者さん自ら発見する**、ということです。

　そのためには、**わかりやすく口腔内の状況を示す必要があります。つまり、正確に撮影された口腔内写真と、それを表示する使いやすいソフトを有効活用すること**です。それが結果として、モチベーションを上げるということにつながります。

　現在は、患者さんが現状を理解するためのソフトが多くのメーカーから出されています。ソフトに求められる条件としては、

- **歯科衛生士が簡単に扱えること**
- **全体像と部分が表示できること**
- **拡大表示ができること**
- **初診と指導後、SRP後など比較が簡単にできること**

などがありますが、特に簡単に比較ができることが重要だと思います。なお当院では、「ウィステリア」というソフトを使っています。

＊「ウィステリア」は、日本ヘルスケア歯科研究会が作成したソフトです（http://www.healthcare.gr.jp/）。

アドバイス ❷ 現状理解のためにツールを活用しよう

まずはツールを使って歯科衛生士が問題整理をしよう

　皆さんはどのようにして患者さんの歯肉の問題を整理していますか？診療時間内に実際の口腔内を見るだけで十分でしょうか？

　当院では、できるだけ初診時に口腔内写真を撮影するようにしています。そして、**患者さんに説明する前に余裕をもってチェックを行います**。そのときに活躍するのが「ウィステリア」です。

　成人を例にとって説明します。初診時に撮影した全体の像を最初に見て大まかな様子を理解します（図1）。炎症が強いのかそれほどでもないのか、ブラッシングはどの程度のレベルか、修復物の様子もチェックします。

　次に一部分ずつを拡大して詳細に観察します（図2）。炎症の様子、プラークは歯面全体に残っているのか、一部磨き残しがあるのかなど、細かいところまで調べます。ウィステリアでは、任意の部分を150％あるいは200％に拡大して見ることもできます（図3）。

　口腔内写真がきちんと撮影されている重要性はいうまでもありません。斜めになっていたり、余計な部分が入っていたりすると患者さんは集中して見ることができません。唾液が多いとプラークや歯肉の炎症が見えなくなってしまいます。患者さんが、あっと驚くような美しい写真を撮るように心がけることも大事です。

● 患者さんが理解しやすいパソコンソフトを使おう！

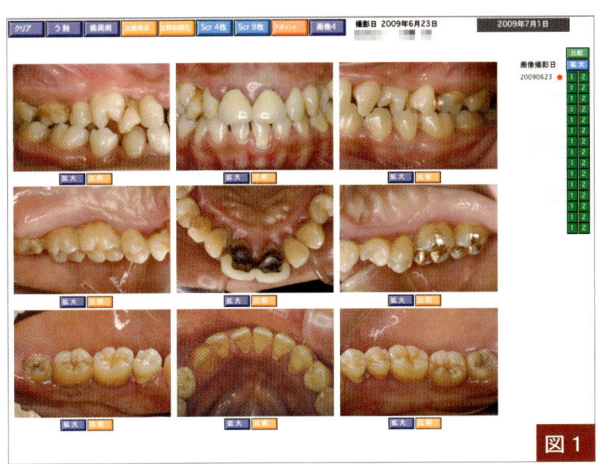

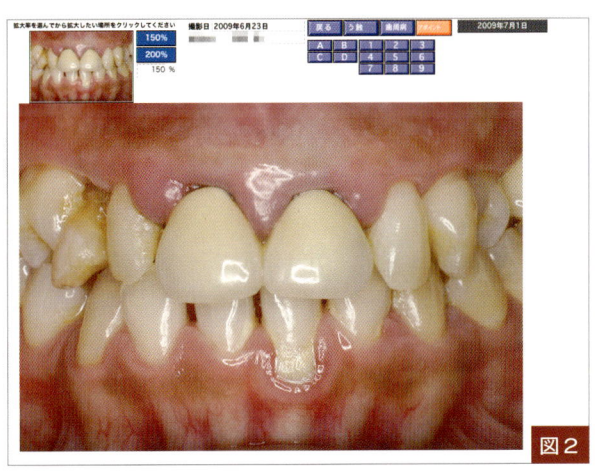

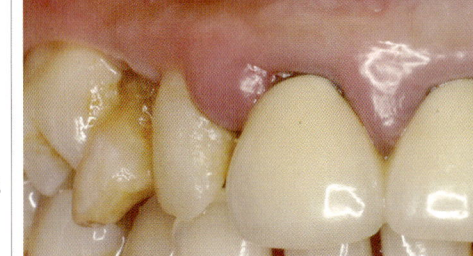

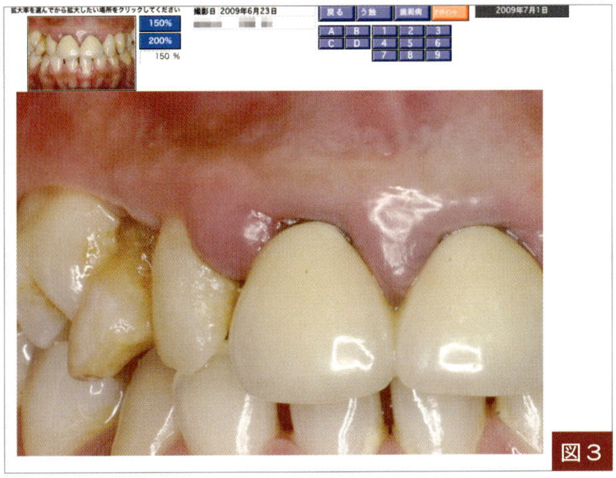

図1　「ウィステリア」を使って患者さんに口腔内を見せるときの全体像。
図2　1枚の写真を画面いっぱいに表示。
図3　図2のうち、炎症部分をさらに拡大。

● 健康な歯肉

図4

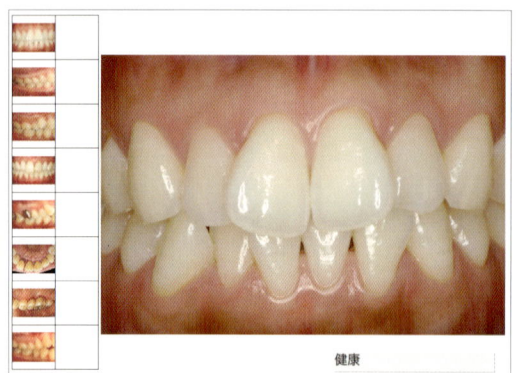
健康

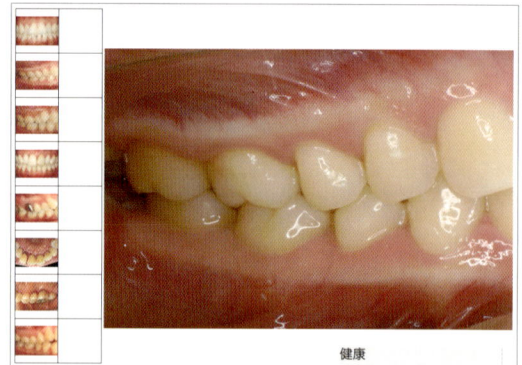
健康

● 問題のある歯肉

図5

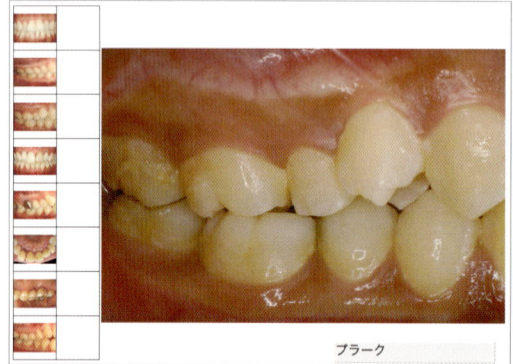
プラーク

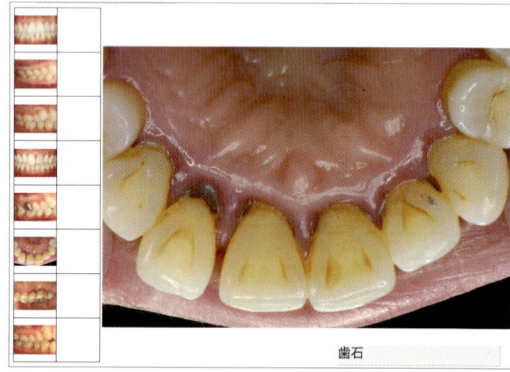
歯石

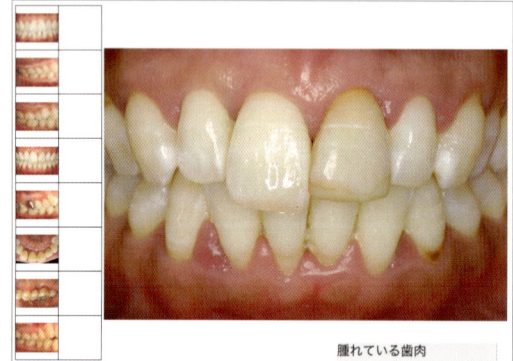
腫れている歯肉

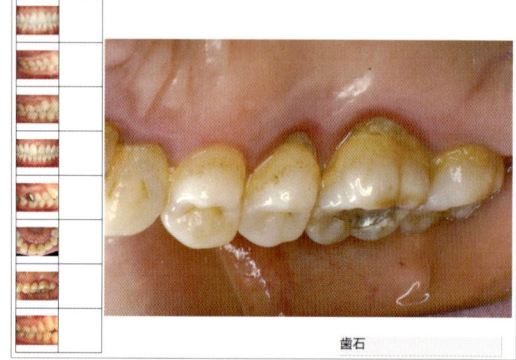
歯石

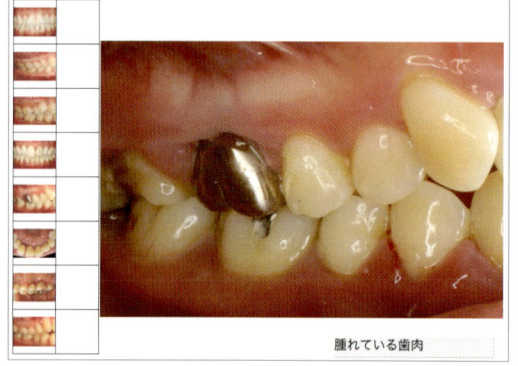
腫れている歯肉

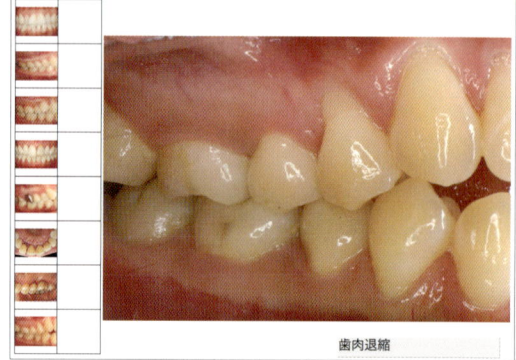
歯肉退縮

ツールを使って「患者の状態」以外のことも伝えよう

私はこれまで多くの患者さんに口腔内の状況を説明してきました。その経験でわかったことは、**「患者さんは何も知らない」**ということです。

ほとんどの患者さんは私の診療室に来る前に何らかの説明を受けています。しかし、時間をかけて説明を受けることが少ないためか、「なんとなく」わかっていてもきちんと理解されている人はほとんどおられません。ですから、患者さん本人の口腔内を見てもらう前に「典型的な健康な歯肉」（図4）と「問題のある歯肉」（図5）の例を見てもらい、違いをわかってもらう必要があります。

ツールを使って「患者の現状」を見てもらおう

患者さんには、先の典型的な例を見てもらってから自分の口腔内を見てもらいます。

図6は、24歳・男性の口腔内全体のようすです。前歯部の歯肉に明らかな腫脹がみられました。大臼歯の頬側にも多くのプラークが見られます。図7は前歯部を拡大したところです。歯頸部のプラークが残っているところが腫れていることがよくわかります。初期の歯周炎で、自分では磨いているつもりでも磨き残しがたくさんあったケースです。

患者さんには典型的な例を見てもらった後、自分の口腔をわかりやすく見ることができ、何が問題なのかを認識されました。

正確に撮影された写真と簡単に表示できるソフトがあれば、自分自身の様子に興味を持ってもらえるとともに、どこに問題があるのかをほとんどの方に納得していただけます。

典型的な健康な歯肉／問題のある状態の歯肉をそれぞれ患者さんに見てもらう

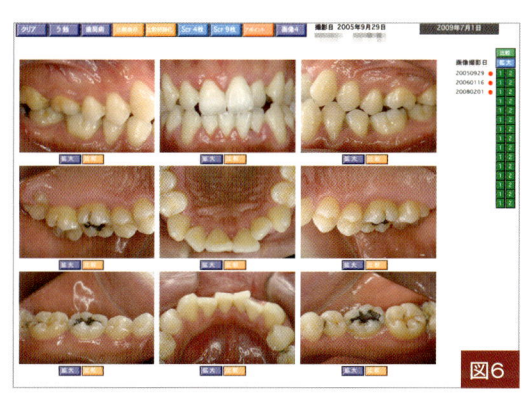
図6

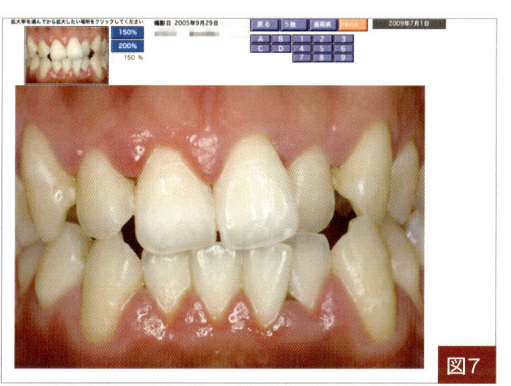
図7

歯頸部の腫れとプラーク付着に患者さんが気づき、ブラッシングを積極的に行うようになった

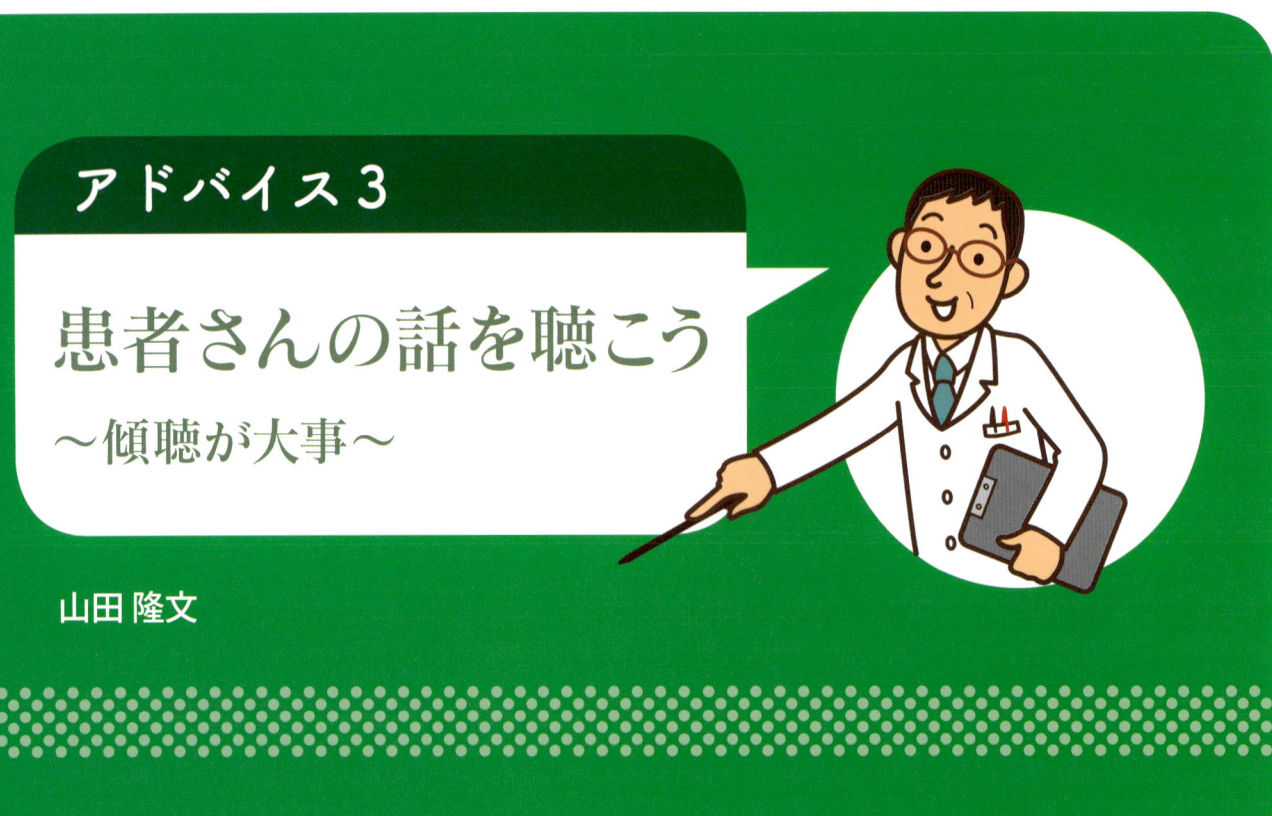

アドバイス3
患者さんの話を聴こう
~傾聴が大事~

山田 隆文

なぜ、それは有効なの？

　私たちがブラッシング指導という表現を使うとき、誰の立場で考えているかを考え直してみましょう。

　患者さんにはそれぞれの都合があります。通勤や仕事、職場の環境や休憩時間、食事の時間や休日の取り方などまちまちです。いつもブラッシングをする環境が整っているわけではありません。ですから、すべての人に一概に「ブラッシングをしよう」では、患者さんが指導についてこられないかもしれません。

　たとえば外回りをしているサラリーマンの方に「昼食後もきちんと歯を磨いてください」、夜勤の看護師さんに「寝る前に歯を磨きましょう」を実行してもらうことが、どれだけ難しいことかを理解する必要があります。そこで、重要なのが「傾聴」テクニックです。

　医学的な情報を集めることだけが傾聴ではありません。ブラッシング指導においては、歯や歯肉のことだけでなく、**住まいや仕事、信条を始め、患者さんを取り巻くすべての環境についての情報をきちんと把握する必要があります。**その情報とは、歯に対する健康意識の他、起床時間、通勤時間、仕事の内容、帰宅時間、就寝時間、好きな食べ物、休日、その過ごし方などを含めた患者さんの生活リズム、そして、ブラッシングに割ける時間帯はいつなのかなどです。傾聴は、それらを知ることができる非常に重要なテクニックとなります。

　傾聴をうまく使って患者さんのモチベーションをあげ、最終目標として患者さんそれぞれにオーダーメイドのブラッシングカレンダーなどを作ることができたら、すばらしいですね。

どんな傾聴テクニックがあるの？

テクニック1　術者の傾聴の姿勢を変える　～相手の目線で観察してみよう～

①"問い詰める""押しつける""否定する"をやめよう

よく「ブラッシング指導」といいます。ところが、一般的には「指導」という言葉にあまり良くないイメージもあります。「○×しなさい」という命令には、有無を言わさない強制力があるからです。人は誰でも、問い詰められたり、押しつけられたり、否定されたりすることには嫌悪感があります。

私たちは、ついこんな言い方に慣れてしまっていませんか？
「**どうして、歯を磨けないんですか？**」→【問い詰める】
「**昼食後も必ず歯を磨いてください**」→【押しつける】
「**その磨き方は間違っていますよ！**」→【否定する】

一般的に人というのは、クレームを言われることが嫌いです。自分を否定されることは、アイデンティティの危機だからです。それにもかかわらず診療室では、長い時間口を開いて苦痛と我慢の中にある患者さんに、多くの努力を強いたり、クレームを伝えたりします。しかもそれらに術者側は気がつかず、
「しばらくしみますよ」
「アポイントは守ってくださいね」
「遅れる際には、お電話をいただけると助かります」
などという言葉を日常的に発しています。

患者さんにもそれぞれの都合があります。一生懸命歯を磨いてきたつもりなのに、「ここ、磨けてませんね」と全否定されてしまったらどうなるでしょうか。一度苦手意識を持ってしまうと、先入観として引きずってしまい、その後どんなに良いことがあってもなかなか気持ちは上向きにはなりません。

同じことを伝えるにも、ネガティブではなくポジティブな感情を刺激するようにすると、物事がうまく動きます。

● 間違ったコミュニケーションの姿勢 ❶

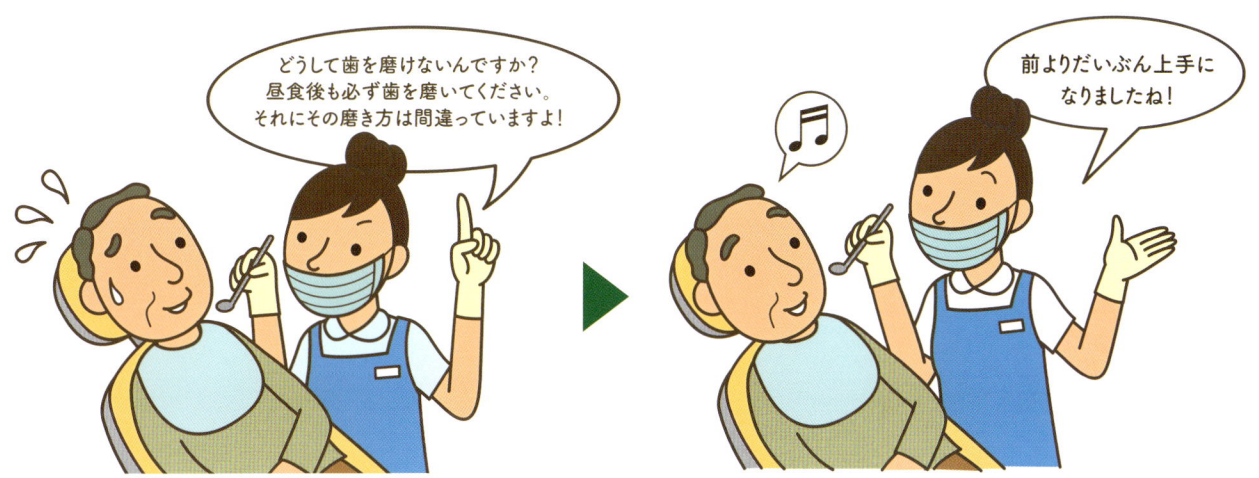

②命令から提案に変えよう

道で「ちょっと、そこどいてよ！」と命令されたらどんな気持ちがしますか？　一方、「恐れ入りますが、少し道を譲っていただけますか？」とお願いされたらどうでしょうか？

後者では道を占領している方が、「あ、すみません」と恐縮することになるでしょう。伝えたい内容は同じなのに、ちょっと表現を変えるだけで、とらえ方がまったく違ってしまうということにお気づきでしょうか。

命令や禁止は、こちらの意図を一方的に伝えるものですが、指導は知らない人に何かを教えるときに使います。たとえば、SPTの段階の方に「ブラッシング指導」が必要でしょうか？　「そんなの、わかっているよ」といわれてしまいます。

③相手のニーズを傾聴しよう

こんな失敗例があります。介護保険施設で、歯ブラシを持っていざブラッシングをしようと入所者の方に近づいていくと、たいていの場合は嫌がられるか、逃げられてしまいます。「昼食が終わったから磨かなくちゃ」という義務感、あからさまに「歯を磨くぞ！」という目的意識で近づいていますから、すぐに見抜かれてしまうのです。

これは、歯を磨く人のニーズを傾聴したのではなく、こちらの都合で磨こうとしているからです。では、こんなふうにアプローチしてみたらどうでしょうか？

「お昼ご飯おいしかったですか？　歯磨きしてお口の中がすっきりした方が、ご飯がおいしいですよ！」

ブラッシングをさせることが目的なのではなく、ブラッシングはあくまでも健康を守る目的のための手段の１つだということを忘れないようにすると、スムーズに考えられます。

● 間違ったコミュニケーションの姿勢 ❷

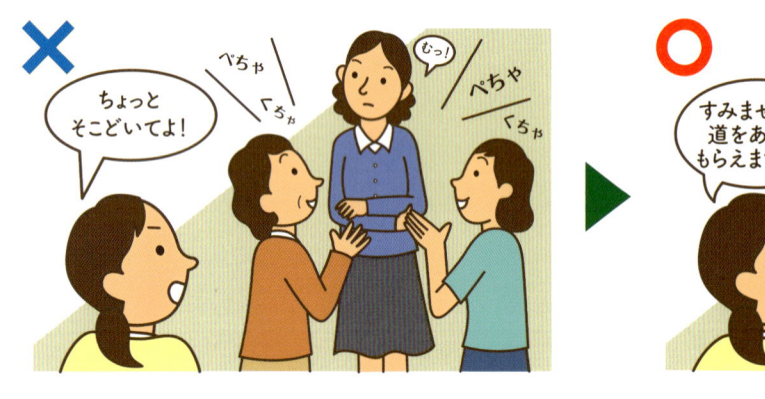
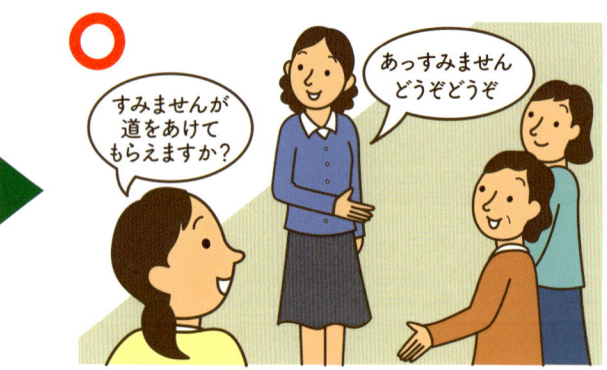
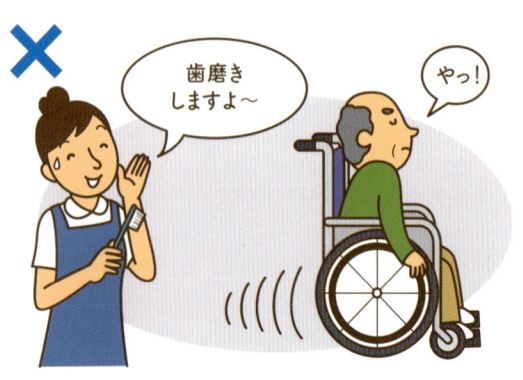
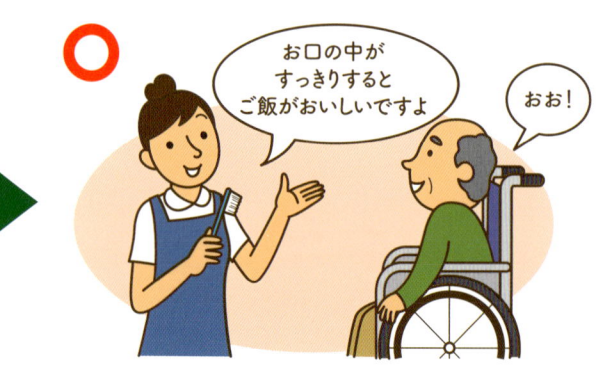

テクニック2　傾聴テクニックで患者さんと"一緒に"考える

術者主導の指導から、患者さん主体のサポートに変えていくために、私たちと患者さんで「**一緒に考えていく**」という**スタンス**でコミュニケーションをしてみましょう。つまり「ブラッシングをするためにはどうしたらいいか、協力していきましょう」という立場です。それには、伝え方をマイルドな表現にする方法（表1）とI（アイ）メッセージという手法を使う方法（表2）とがあります。

①マイルドな表現

shall（すべきである！）やmust（しなくてはならない！）ではなく、May I help you？（何かお手伝いできることがありますか？）という立場です。普段使っている言葉の言い換えを練習してみましょう。

②I（アイ）メッセージの活用

話をしている主人公は誰かというメッセージを伝えることで、「一緒に考えていく」というスタンスを伝えやすくなります。この方法には、「Iメッセージ」「Youメッセージ」「Weメッセージ」があり、お互いの行動や発言、考え方が、自分にどんな影響を与えたかをポジティブな表現を使って相手に伝えることで効果を発揮します。

ここで注意するのは、**否定の否定は肯定にはならない**ということです。内容的にはどんなに良いことを言っていても、**ネガティブな表現が入っているだけで、そこに引きずられて、記憶の中には否定の言葉だけが残ってしまいます**。逆にポジティブな表現を使えば、良いことだけが記憶に残ります。相手の「うれしい」「楽しい」を刺激してみてください。

● 患者さんと「一緒に考えていく」コミュニケーションのために

表1　マイルドな言い換え方法

マイルドな言い換え方法	Shall！・Must！	May I help you？
提案する	「歯を磨きなさい」	「歯を磨いてみない？」
ポジティブな表現を使う	「歯を磨かないと、むし歯になりますよ」	「歯を磨くと気持ちいいよね」
質問型に変える	「ここにまだ磨き残しがありますね」	「ブラッシングの難しい所はありますか？」

表2　サポートの気持ちを伝えるIメッセージ、Youメッセージ、Weメッセージ

	サポートの気持ちを伝える方法
I メッセージ	■"私"を主人公にする 「私にお手伝いできることはありますか？」 「何かありましたら、私にお尋ねください」 「クイントさんのお口の中がきれいになると、私もうれしいです」
You メッセージ	■患者を名前で呼ぶ 「クイントさんは、健康なお口になりたいと思いますか？」 「クイントさんは、どうしたらもっと良くなると思いますか？」 「クイントさんは、いつならブラッシングの時間をつくれると思いますか？」
We メッセージ	■協力関係を示す 「一緒に歯を磨きましょう」 「私たちで協力していきましょう」 「私たちで、クイントさんにとって一番良いプランを考えていきましょう」

● 行動変容のための段階的傾聴

表3

段階	患者サイドのニーズの変化	歯科衛生士サイドの対応の変化
Step1 指導・教育 ティーチング teaching	<恐れ> ・歯肉から血が出て怖い ・歯が揺れてきて怖い <怒りと嫉妬> ・どうして私だけ ・きれいな歯の人が羨ましい <知識の不足> ・歯磨き方法をよく知らない ・自己流で磨いている	■初診時 <喜びへの誘導> ・受け身の患者さんの病気の恐怖や怒りを、治療して痛みや腫れが治まったという、うれしさ・喜びへと誘導 ・恐怖ではなく、喜びによるポジティブ・フィードバックが重要 「歯磨きしないと、歯肉から血が出ますよ」……× 「歯磨きをすると気持ちよくありませんか？」……○ <ティーチングのポイント> ・知らない知識・情報の提示 ・命令口調にならないように注意 　適切なブラッシング方法の指導 　適切な歯ブラシ・歯磨剤の選択方法など
Step2 コンサルティング consulting	<知りたいという欲求> 「ここがうまく磨けないので、磨き方を教えてください」 「どんな歯磨剤を使ったらいいでしょうか？」	■初期治療への導入時期 <コンサルティングのポイント> ・歯周病の因果関係の説明と理解・納得 ・疑問に対してEBMに基づいた的確な答えを与える 「こんな方法があります」 「こんな歯磨剤があります」
Step3 カウンセリング counseling	<欲求の変化> ・症状が良くなると、もっと良くなりたいという欲求が生じる	■治療の継続への誘導 <受容・共感関係の構築> ・共感し、患者さんの具体的な疑問を解決していく <自立の始まり> ・欲求の変化を傾聴して読み取り、対応していく 「どうしてそうなったか一緒に考えてみましょう」 <カウンセリングのポイント> ・直接答えは与えない ・患者自身の取り組みが重要なことを納得してもらう
Step4 コーチング coaching	<チャレンジと情熱> ・具体的な目標の設定 「○×までに美しい歯肉を目指したい」	■自立のサポート <自立に向けたサポート> ・過去ではなく、治療後の現実的な未来を見ていく 「目標を達成できるように、お手伝いをします」 <コーチングのポイント> ・具体的に治療のゴールと時期を設定する 「いつまで？」「どのような？」「予算は？」 ・あくまでも答えを導き出す「手助け」をする
Step5 メンタリング mentaling	<喜びの持続> ・プランを考えるのは患者自身 ・オーダーメイドのブラッシングへ	■定期的なメインテナンスへの誘導 <自律> ・健康な歯肉でいることの喜び ・患者自身が口腔の健康意識に目覚める <メンタリングのポイント> ・生活面・心理面を含めたすべてをサポートをする

アドバイス 3 患者さんの話を聴こう～傾聴が大事～

テクニック3　段階的傾聴で行動変容へ～ニーズを傾聴しながら対応しよう～

　ブラッシングを習慣づけるためには、変化する患者さんのニーズを「傾聴」し、把握しなくてはなりません。来院当初は「腫れた」「歯が揺れる」「血が出る」「口臭」などという、直接的で具体的な主訴でした。しかしやがて基本治療により、主訴の問題点が解決されある程度満足されます。ブラッシングもある程度ベテランになってきました。**ここでこの変化に敏感に対応しないと、マンネリ化して治療効果が停滞してしまうことがあります。**

　行動変容は、人の欲求を明確にさせ、事前の期待以上に満足させることで起こります。歯肉が落ちつくと、「あんなひどい歯ぐきには戻りたくない」と思います。さらに「もっと健康になりたい」「もっと美しくなりたい」という欲求が出てきますが、具体的なイメージはつかめていません。この段階で当初と同じブラッシング指導をしても、相手を満足させることはできません。

　アミューズメントパークも、同じアトラクションばかりでは、やがて飽きられてしまいますから、定期的に新しいアトラクションを導入していきます。私たちも、患者さんのニーズの変化とブラッシング技術の向上を把握し、**受け身の立場の患者さんから自律させるために、指導・教育から、コンサルティング、カウンセリング、コーチング、メンタリングへと、柔軟に変化していかなくてはなりません**（表3）。治療の具体的なゴールを決め、そこに至る小さな目標を積み重ねてサポートしていくとうまくいくでしょう（図3）。

● 理想的な行動変容のために

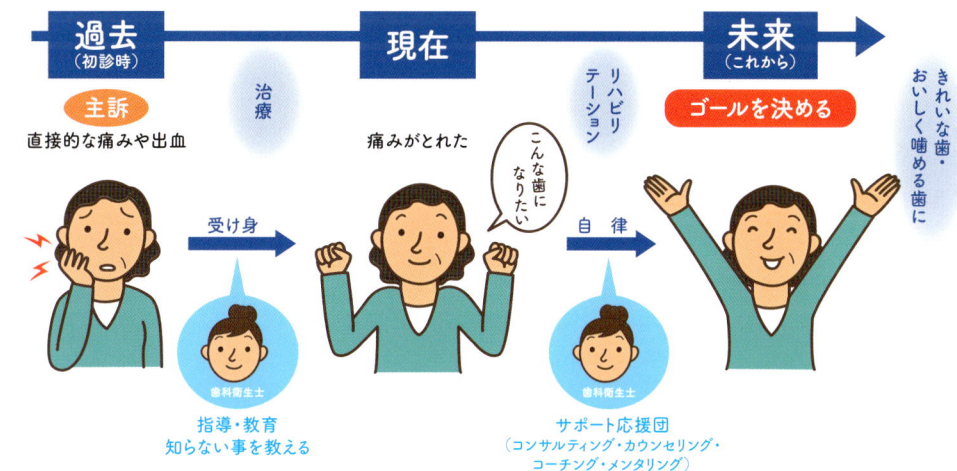

図3　歯周治療などの慢性疾患では、患者自身の欲求の変化を敏感に感じとり、モチベーションを上げていかなければならない。主訴の治療が終了して落ち着いたら、治療のゴール（うれしい未来）を明確に見せてあげ、その「ゴールを一緒に目指していきましょう」という気持ちで接する。後半戦は患者さんが主人公で、私たちはコーチであり、応援団である。

参考文献

1. 堀　公俊. 今すぐできる！ファシリテーション～効果的なミーティングとプロジェクトを目指して～. 東京：PHP研究所, 2006.
2. 堀　公俊. ファシリテーション入門. 東京：日本経済新聞社, 2004.
3. ロバート・チェンバース（著）, 野口直人（監訳）. 参加型ワークショップ入門. 東京：明石書店, 2004.
4. 桑田美香（著）, 岸　英光（監修）. 歯科医のための医療コーチング入門―スタッフ・患者さんの行動力を引き出す. 東京：砂書房, 2005.
5. アン・ディクソン（著）, アサーティブジャパン（翻訳）. それでも話し始めようアサーティブネスに学ぶ対等なコミュニケーション. 東京：図書出版クレイン, 2006.
6. アン・ディクソン（著）, 山本光子（翻訳）. アサーティブネスのすすめ―積極的自己主張 前向きに生きようよ女性たち. 東京：柘植書房新社, 1991.
7. 大串亜由美. アサーティブ―「自己主張」の技術. 東京：PHP研究所, 2007.
8. 平木典子, 野末聖香, 沢崎達夫. ナースのためのアサーション. 東京：金子書房, 2002.

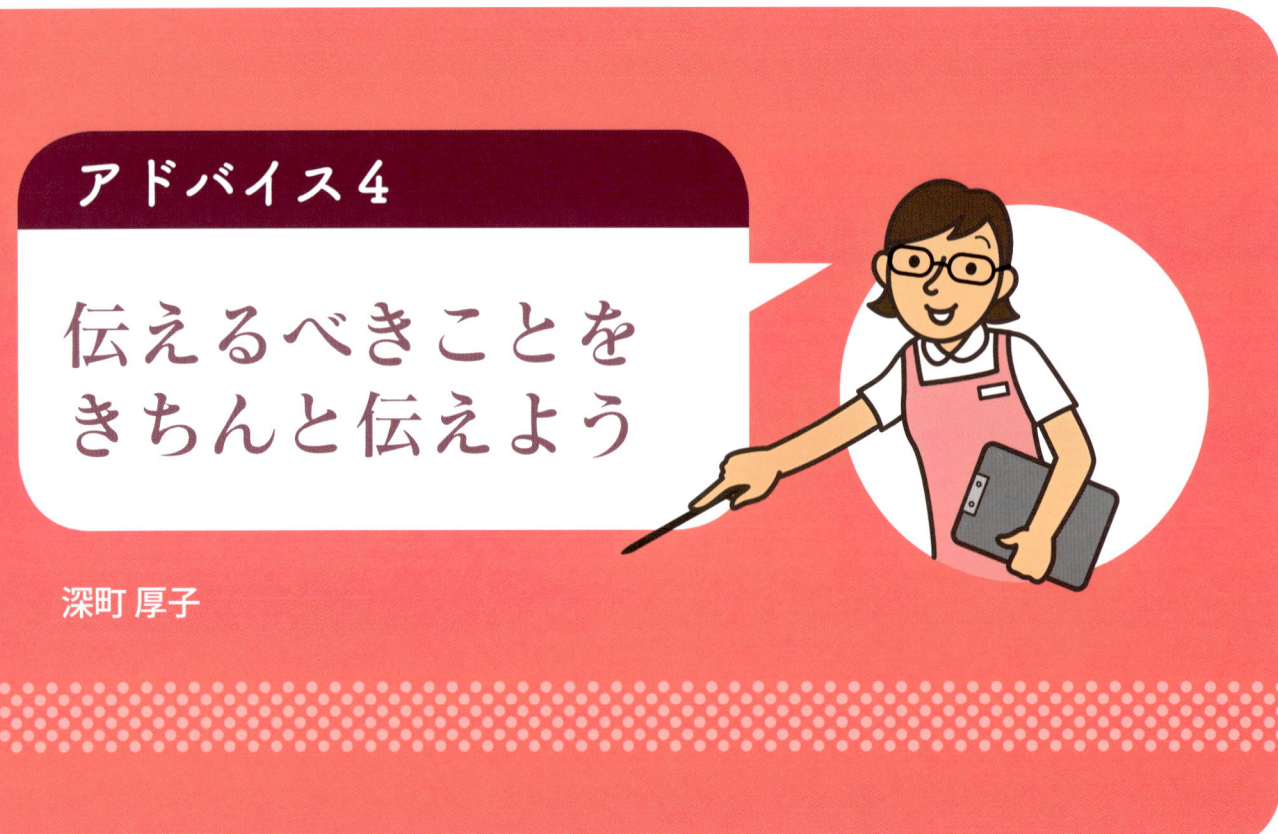

アドバイス4
伝えるべきことをきちんと伝えよう

深町 厚子

なぜ、それは有効なの？

　新人歯科衛生士だった頃、私は自信を持ってできる仕事が少なく、唯一がんばれたのはスケーリングとブラッシング指導でした。ブラッシング指導を行う際には、「自分の持つ知識をすべて伝えたい！」「私の力で患者さんを良くしたい！」と張り切って説明していたように思います。

　でもそれはまるで録音したものを流しているような、同じことを繰り返す指導で、個人の性格、健康状態、生活環境、抱えている問題などを考える余裕もなく、「患者さんが何を知りたいのか」「私の説明に興味を持って聞いてくれているか」を探るアンテナも持ち合わせていませんでした。結果、「私の力」で口腔内が改善していくことの難しさを痛感することも多々ありました。

　そして現在、私はまず患者さんを観察し、その方が送ってくる情報を感知し、話を十分に聞き（時には聞きだし）、もっとも適したプログラムを立てることを心がけています。そのため、こちらの伝えたいことを伝えるのは何回も通院した後になることもありますし、患者さんから「歯ブラシの使い方はこれでいいですか？」と聞かれるまでブラッシング指導をしないことも度々あります。自ら口腔内の変化を体験した患者さんは、生活習慣を改善するとともにそれを長期に持続することが可能になるようです。

　つまり、**患者さんの「知りたいこと」が「伝えるべきこと」であり、伝えるタイミングも考え、伝えていくことが大事**であると実感しています。**患者さんの知りたいことを引き出し、必要なことを伝えて問題を解決しなければ、行動変容は起こらず口腔内の改善も期待できません。**適切な情報を提供し、効果的なプログラムを組み立てる、また、長期的に持続可能かどうか検討する……、時には遠回りに感じることも、成功への近道だったりすることが多いのです。

アドバイス ④ 伝えるべきことをきちんと伝えよう

どんなことを伝えるの？

　画一的な指導をしていた頃の私は「何を伝えるべきなのか」がわかっていなかったように思います。それを解決するためには、まず、何をどの順番で伝えるかをきちんと整理できると、「伝えるべきことを伝える」という指導ができるようになると思います。以下の順で伝えていくと、もれがなく、患者さんもわかりやすいのではないでしょうか。

①情報を提供する
罹患した疾患、現在の状態、必要な検査と結果、治療方法と期間など

　治療は患者さんが主役です。自分の身体に起きている問題を正しく把握し、治療に向かえるような情報を提供することが重要です。
　治療に関しては歯科医師の診断と説明が必要となりますが、患者さんにとってわかりにくいことや質問しにくいこともあるので、私たち歯科衛生士がフォローし、わかっていただけるまで説明することが大切だと思います。心配させないようにと過度に楽観的に伝えること、また逆に、強い不安を感じさせるように伝えることも避けなければいけません。

②生活習慣を変えることを伝える
セルフケア、食生活、禁煙、機能訓練など

　治療および再発を抑制するため、生活習慣を変える指導が必要になります。その方に合った無理のないプログラムを立てなければ、成功に導くことはできません。患者さんの協力も必要である、ということを伝えることも大切です。
　私はいくつかの指導の中でできることから実行していただき、次のステップに進むようにしていますが、最初に取り入れることが必ずしも一番重要なことではなくてもいいと思っています。

③サポートすることを伝える

　「この薬を３日間服用してください」。これはほとんどの方が実行できます。でもセルフケアなど生活習慣を変えることは持続しなければならず、「いつまで」というゴールを明確にできません。もしできないときがあっても、「私たちがサポートするから大丈夫！」と支えていく姿勢を伝えることが大切だと思います。

④知りたいことを伝える

　患者さんの知りたいことと私たちの伝えたいことは必ずしも一致するとは限りません。私たちがあまり大きな問題ではないと思っても、ご本人にとっては重要な意味を持つこともあります。また、興味のあること、不安に思うこともそれぞれ違って当然です。患者さんの発する情報をキャッチし、それに対応した指導をすると「やる気」を起こすことにつながっていくようです。

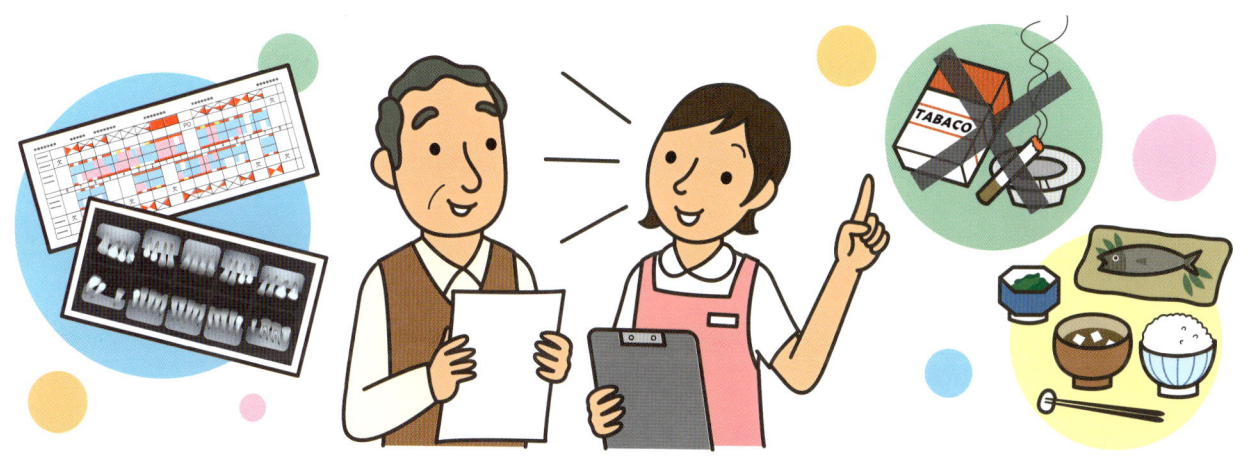

コラム これは使える　たとえ話ネタ帳 １

和田 和江

■ ブラッシングの重要性を伝えるとき

たとえ話

● お母さんには、食器をイメージしてもらおう ●

食べて時間が経った食器を長時間置くと、食器についた汚れは頑固になり簡単には取り除けなくなります。歯についたプラークでも同じようなことがいえ、ブラッシングでは取りきれなくなります。少なくても１日１回はていねいなブラッシングをして、頑固なプラークを作らないようにしましょう。

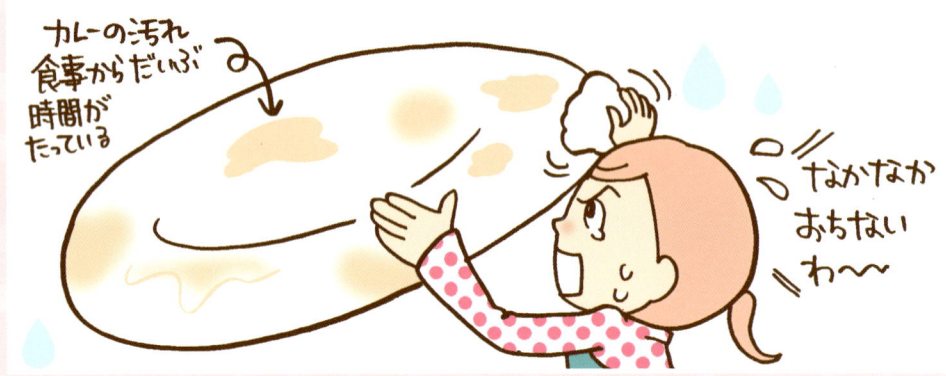

たとえ話

● 子どもには、有名グッズやキャラクターを応用しよう ●

「たまごっち」を育てるときにそのまま野放しだと、「おやじっち」や「蛇っち」になるように、口のバイ菌も放っておくと悪者へと変わっていってしまうんだよ。そうなる前に、歯を磨こうね。

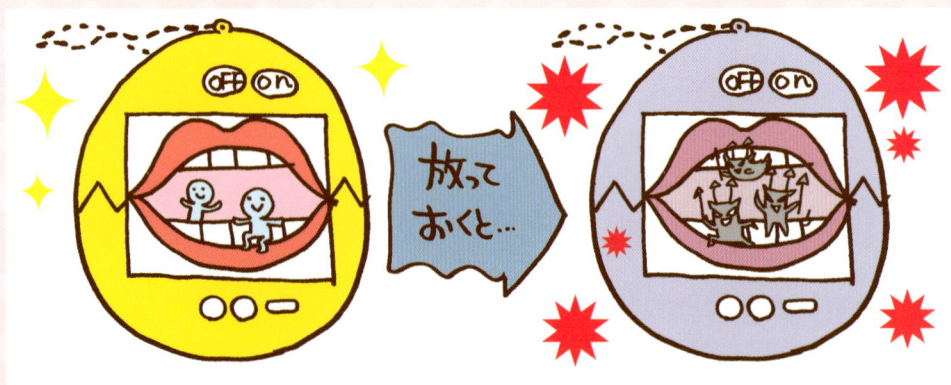

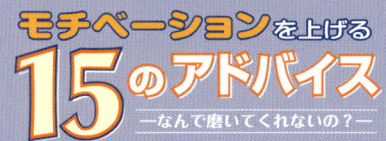

第2部　指導時編

個別に対応していこう！

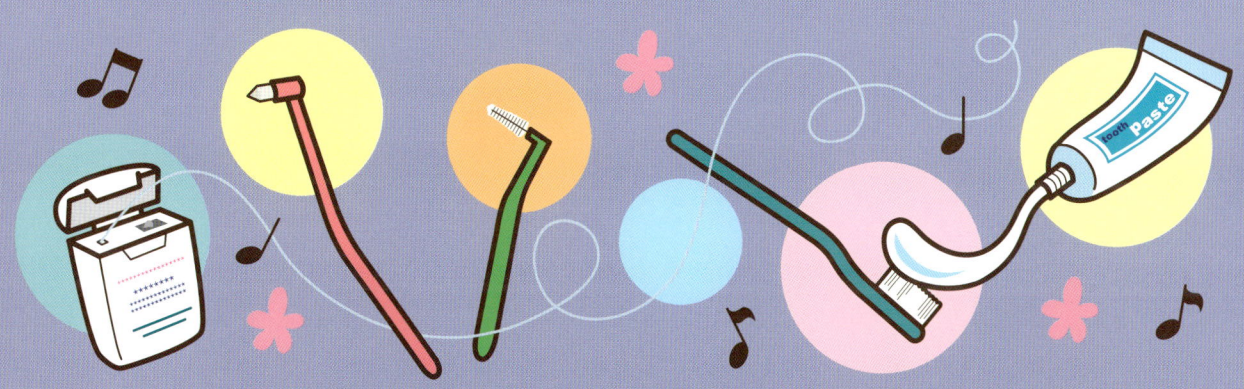

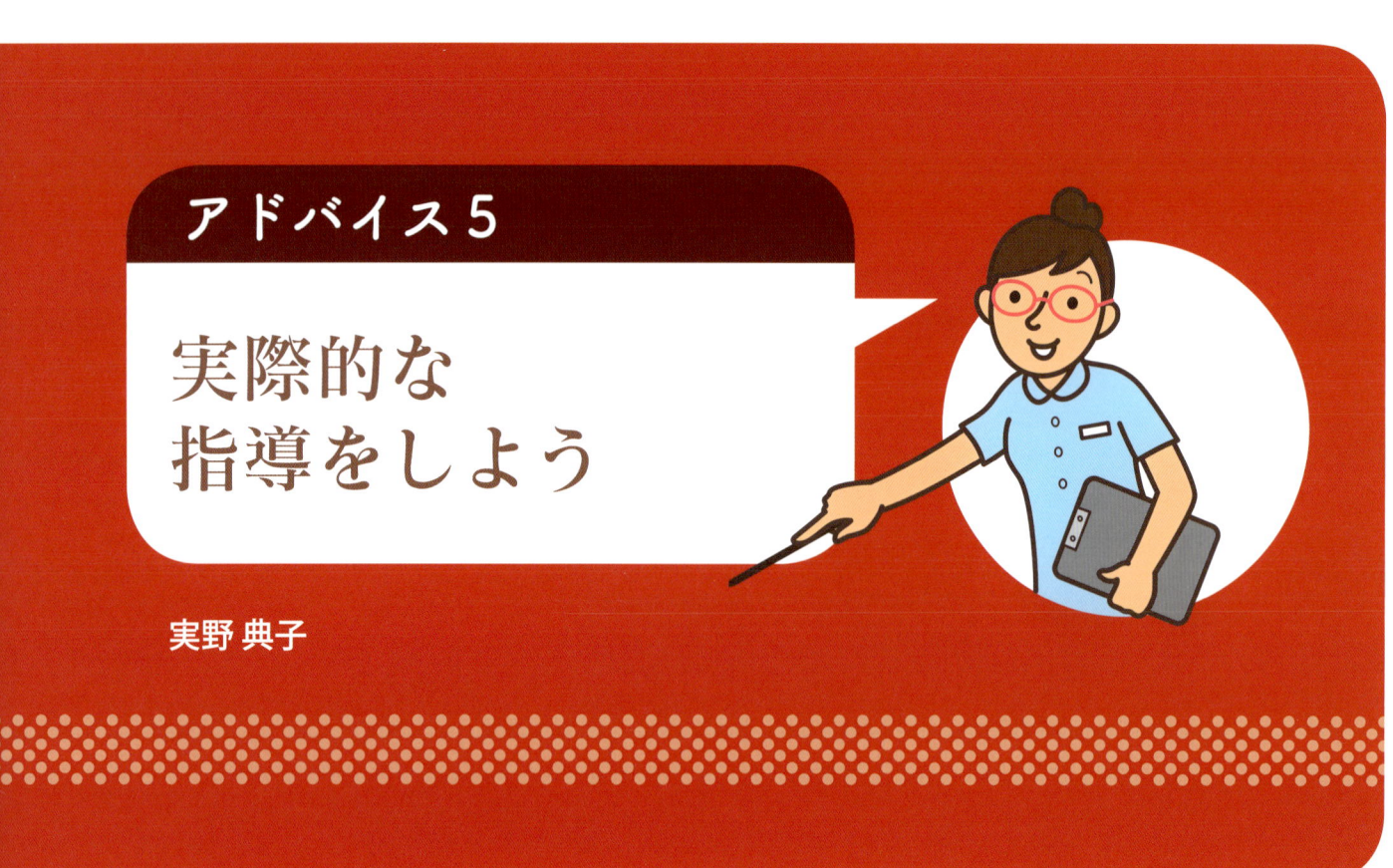

アドバイス5
実際的な指導をしよう

実野 典子

なぜ、それは有効なの？

　プラークに起因する疾患をコントロールするためには、日々の患者さんによる適切なブラッシングが継続して行わなければなりません。しかし、私たち歯科衛生士が期待するブラッシングと実際に患者さんが行えるブラッシングにはギャップがあります。というのも口腔衛生の専門家である歯科衛生士は、ブラッシングに高い価値観を持っていますが、患者さんはブラッシングにそれほどの価値を見出していない場合があります。また患者さん個人のスキルの問題として、子どもやお年寄り、手先が不器用な方、障害のある方など技術を習得できない患者さんもおります。仕事が忙しい、育児や介護、看病などの負担があるという事情をお持ちの患者さんもいらっしゃるでしょう。

　よって**さまざまな価値観やスキル、生活背景を考慮し、その患者さんにとって無理のない方法で患者さんひとりひとりに適したブラッシングのプログラムを立て、支援していく必要があります。**

　ブラッシングは、指導のその場だけでできても意味がありません。**日々の生活に取り入れられ、継続して行える、ということが大切です。**清掃用具の選択やブラッシング方法、時間の確保など、患者さんの意見も取り入れながら押しつけにならないよう提案やアドバイスをします。指導したものが患者さんにとってあまりにも難しかったりすると、逆にモチベーションを下げてしまう可能性もあります。毎日のブラッシングが大切ということは患者さんも理解されているはずです。「わかっているけれどできない」という結果にならないように、実際的な指導をしましょう。

アドバイス 5 実際的な指導をしよう

実際的な指導とはどのようなもの？

清掃用具の種類が多すぎない

磨き残しの問題は清掃用具を増やすだけでは解決しません。増やしたとしてもワンタフトブラシ、歯間ブラシ、フロスなどが使いこなせなければ意味をなしません。用具が多過ぎることが負担になっていないかを考慮して用具の選択をしていきます。負担になるならば、歯ブラシの当て方や動かし方の工夫で対応していきます。

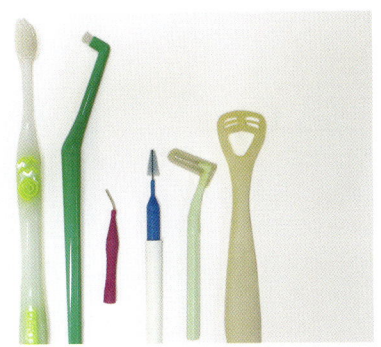

▲患者さんに持参してもらった清掃用具。これだけの種類があってもセルフケアレベルは悪かった。実際、使いこなせていなかった。

忙しい患者さんの場合はできることから

朝は音波歯ブラシで時間短縮、昼食後のつまようじを歯間ブラシに変える、歯間ブラシができないときは突っ込み磨きをしてもらう、入浴時バスタブに浸かりながらブラッシングをするなど、忙しい中でも患者さんのできることを探していきましょう。実際に行えないことをおしつけることは、モチベーションの低下につながります。

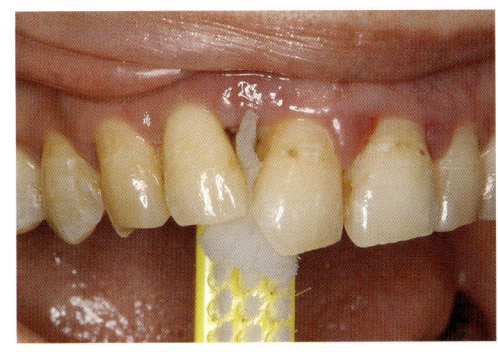

▲歯間ブラシを使える環境でなければ、歯ブラシでつっこみ磨きをし、対応してもらう。

障害のある方・不器用な方には用具の工夫を

グリップの太いものや、手から落ちないように工夫された歯ブラシ、電動歯ブラシ、音波歯ブラシなど、清掃用具にはさまざまなものがあります。障害のある方や不器用な方には、用具でカバーすることもできます。

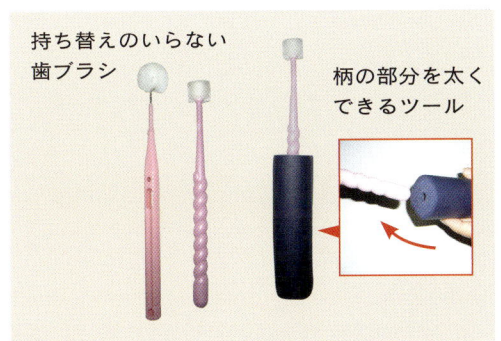

▲工夫された歯ブラシ。いろいろなタイプがあるので、患者さんに合ったものを選ぶ。

染め出しは効果的に使用する

毎回の染めだしは、プレッシャーになります。リスク部位のみ染め出すなど、効果的に活用していきましょう。

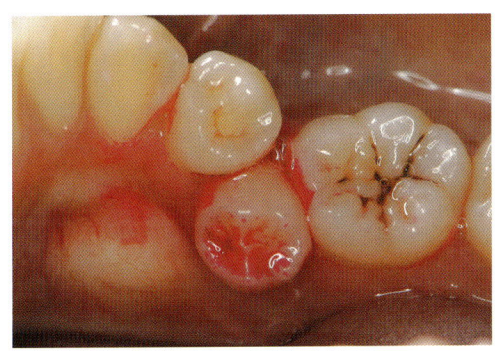

▲写真のように、リスク部位のみ染め出すなど、効果的に活用する。

指導は個人の習得スピードに合わせる

だれもが同じ指導をして、同じようにできるわけではありません。個人の不器用さや、理解速度などもかかわってきます。手を添えて練習する、お手本を見せる、一度にたくさんの指導をしないなど、その患者さんごとにあわせて指導をしていきます。

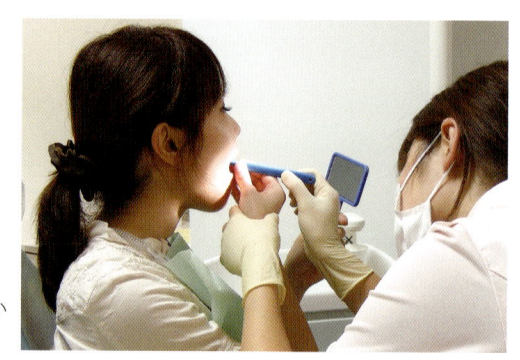

▶手を添えて練習をしている。患者さんにどのようにブラシを動かすかを感じてもらう。

磨いてもらう時は上体を起こして

健康な人では、家庭で歯磨きするときに仰臥位（仰向け）で磨く人はいません。診療室で練習のために患者さんに磨いてもらうときも、座位もしくは立位で行います。その際は、口全体が見える大きさの手鏡を用意し、手を添えたり、歯ブラシを誘導したりして指導していきます。

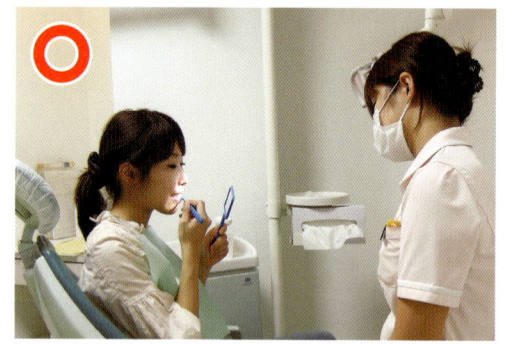

▲上体を起こし、口全体が見える手鏡を持ってもらい練習してもらう。

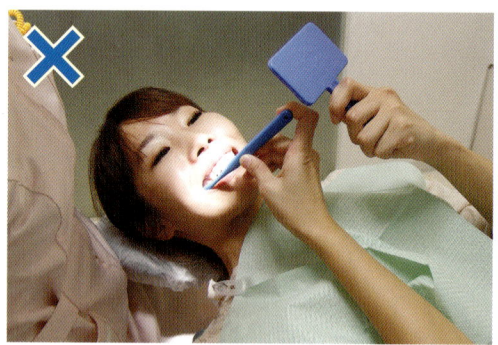

▲家庭でこのようにして磨く人はいない。

歯科衛生士が見本を見せる時の注意

指導をする際、歯科衛生士が方法を実演する場合がありますが、その際は、必ず患者さんの向きと同じ立ち位置で行います。たとえばフロスの指導では、患者さんの背後に立ち、手の位置を同じにします。

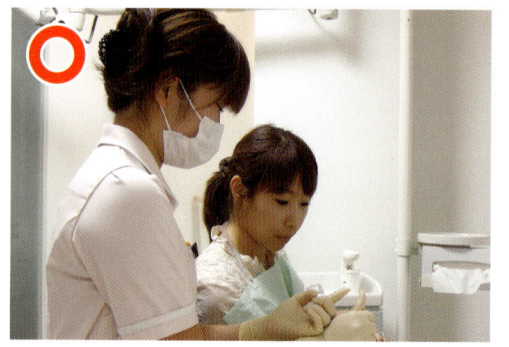

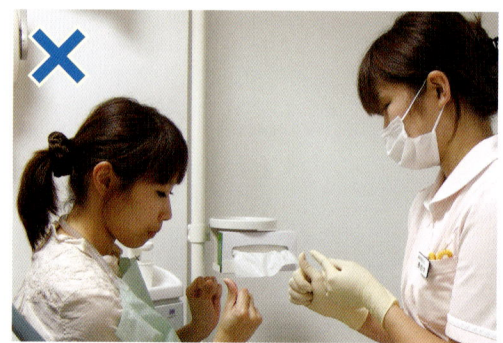

▲フロスの指導時、正面からの指導では指やフロスの向きなどが患者さんからはわかりづらい。

コラム これは使える 数字で説得！数字で納得！1

内藤 徹

「3ヵ月ごとにお手入れしてもらっているから、自分の歯磨きはそこそこで良いです」という患者さんに

リコールには素直に応じ、3ヵ月ごとに顔を見せてはくれるものの、実際のご自分の口腔清掃状態はいま一歩。「歯磨きに時間はかけているんですけどね」と決まり文句のようにおっしゃる。それでも、リコールに来てくれたことを褒めるべきなのか、クリニックに来るだけで自分の健康が維持できるかのように錯覚していることを指摘すべきなのか、迷ってしまうような患者さんがいます。「お口の健康を私たちに丸投げではダメなんですよ！」って、言いたくなりますよね。

そんな患者さんが数字に強そうならば、こんなことを伝えてみてください。

「あなたのご自分の歯磨きの時間は、3分（1回）×3回（朝・昼・寝る前／1日）×365日（1年）＝3285分。1時間は60分だから、これを60で割ったら、50時間以上。これがあなたの1年間の歯磨き時間です。これに比べたら、私があなたの歯のお手入れをするのは、年に4回、1回30分としても、たったの2時間だけですよ。毎日の歯磨きが、あなたのお口にとってどれくらい大切かは、かけている時間を考えればわかりますよね？」

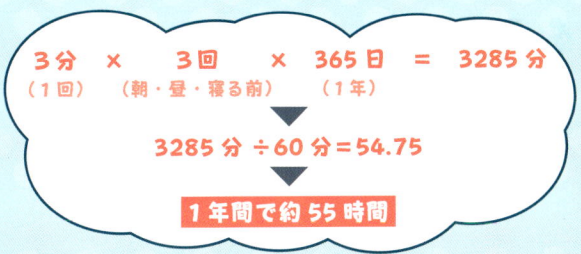

3分 × 3回 × 365日 ＝ 3285分
（1回） （朝・昼・寝る前） （1年）
▼
3285分 ÷ 60分 ＝ 54.75
▼
1年間で約55時間

8組中6組の夫婦に同じ細菌がいる？

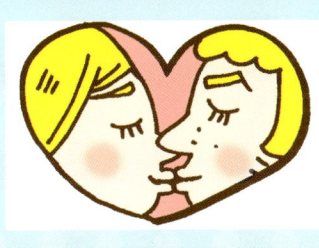

う蝕の細菌が、お母さんから子どもにしばしばうつることはよく知られていますね。保育園の子ども同士でもミュータンス菌が伝播しあっているという報告もあります。それでは、歯周病の病原菌はどのようにしてうつるんでしょうか？

歯周病原菌は、空中に飛び散ったものがうつることはないと考えられています。伝播は、唾液や粘膜の直接の接触によって生じるようです。

オランダの大学で、夫婦の歯周病原菌のタイプを調べた研究があります。重症の歯周病の8名の患者とその配偶者のP.g.菌の遺伝子のタイプを詳細に調べたところ、8組のうち6組でまったく同一タイプのP.g.菌がみつかりました。そう、キスによって、夫婦間で歯周病原菌が伝播する可能性があるのです。

皆さんが担当される女性の患者さんに、ご主人にも歯周病がないかどうか尋ねてみてください。ご主人にも一緒に口腔ケアをしてもらった方が、歯周病原菌の再感染を防ぐうえでは効果があるかもしれませんよ。エッ？うちは夫婦仲がよくないから関係ないって言われたって？ まあそういわずに、ご夫婦で一緒にブラッシングした方が、より長続きするかもしれませんしね。

参考文献
1. van Steenbergen TJ, Petit MD, Scholte LH, van der Velden U, de Graaff J. Transmission of Porphyromonas gingivalis between spouses. J Clin Periodontol 1993;20(5):340-345.

アドバイス6

説明時・指導時に注意すること

高柳 篤史

説明時・指導時の術者の姿勢

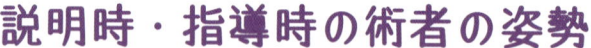

　保健指導は、指導を実施した時点が終了ではなく、むしろ始まりといえます。保健指導の目的は、患者さんに保健情報を伝えることではなく、実際に、患者さんが私たちの話に納得し行動を変容することによって健康増進が達成されることです。そして、そのことが個々の患者さんの幸せにつながることです。そのため、保健指導の目的が達成されるためには、主に以下のステップがあります。

①患者さんが私たちの話に耳を傾ける
②私たちの話を理解し、納得して受け入れる
③日常生活での行動を変える
④保健行動を継続する
⑤健康増進し、幸せにつながる

　実際に適切な情報に基づいて保健指導を実施しても、患者さんが聞き流して耳を傾けてくれなかったり、話をした内容が理解できなかったりすれば、目的が達成されないのは当然です。また、それ以外の項目においても同様のことがいえます。そのため、私たちが保健指導を実施するには、これらのステップの全体像をイメージして行うことが不可欠です。すなわち保健指導の成功のステップを、術者の側から言い換えてみれば、以下のことがいえます。

①話に耳を傾けてもらえるような態度や話し方をする
②患者さんが理解しやすい言葉や媒体を用いる
③患者さんに受け入れてもらえるように患者さんのことをよく理解し、一方的に押しつけない
④行動を変え、それが継続できるように、患者さんの負担を理解した指導を行う
⑤病気の恐ろしさの誇張はできるだけ避ける
⑥指導が、実際に健康増進につながっているかを確認し、指導内容を見直す

アドバイス 説明時・指導時に注意すること

主に注意すべきことは何？

①話に耳を傾けてもらえるような態度や話し方をする

患者さんは、小児から高齢者までさまざまです。私たちより、はるかに多くの人生経験を持つ方も来院されます。1人の社会人として適切な身なり、態度、話し方をしなければ、私たちの話に耳を傾けてもらえないことは言うまでもありません。

②患者さんが理解しやすい言葉や媒体を用いる

患者さんにとって大切な情報であっても、患者さんに理解されなければ、何の役にも立ちません。
使用する専門用語は最小限にとどめ、わかりやすくていねいに説明し、途中で患者さんが理解できているかを確認しながら進めます。図や写真などの媒体を利用するのも効果的です。

③患者さんに受け入れてもらえるように患者さんをよく理解し、一方的に押しつけない

患者さんが保健指導の内容を、どこまで受容できるかは、患者さんの価値観によります。そのため、保健指導では私たちの考えを一方的に押しつけるのではなく、個々の患者さんの価値観を理解し、患者さんと一緒に目標を設定したうえで指導を実践していくことが求められます。

④行動を変え、それが継続できるように、患者さんの負担を理解した指導を行う

これまで続けていた生活習慣を変えることは、変化の程度に応じた負担が加わります。いくら痩せたいと思っていても、つらいダイエットだと続かず、リバウンドしてしまう話をよく耳にしますが、ブラッシングであっても同様のことがいえます。

⑤病気の恐ろしさの誇張はできるだけ避ける

「ブラッシングをしないと歯が全部抜けてしまいますよ」「歯肉から毒素が体に入って死んでしまいますよ」など病気の恐ろしさを誇張して行動変容を促すと、一時的な行動変容は起きやすいのですが、恐怖に対する緊張感が持続し、保健行動を継続することはできません。仮に継続できたとしても歯の病気におびえて、ブラッシングを行っても決して幸せにはつながりません。
そのため動機づけには、「歯を健康に保つことで、食生活を楽しむことができる」などの、前向きの事象をコミュニケーションに使いましょう。

⑥指導が実際に健康増進につながっているか確認し、指導内容を見直す

保健指導の内容は、はじめからすべてが受容されて成果が現れるものではありません。患者さんの状況の変化をよく観察し、患者さんとコミュニケーションを深めていく過程が何より大切です。

アドバイス7
患者さんに実感（体験・体感）してもらおう

遠藤 眞美

なぜ、それは有効なの？

　保健指導は、一度行ったから終了というものではなく、患者さんが生活習慣をより適切な状態にできるような支援を継続していきます。そのためにはどうしたらよいでしょうか？

　「歯磨きってよくわからないからやれない」「面倒だからやらない」と思っているような患者さんと**一緒に口腔保健に関する問題点を理解し、実感してもらうことが必要**です。患者さんが受け入れやすいことをみつけ、患者さんの「これならできそうだ」という気持ちを引き出しながら保健指導を行います。「こんなに気持ち良いものなんだ」「口の変化がうれしい」など、患者さんが口腔の変化を体験すると、「自分でもできるんだ」「これならできるぞ」「家でもやりたい」などの口腔保健行動や、「歯科衛生士さんが褒めてくれるので、また指導してもらいたい」と歯科受診行動を変化させてきます。

　このように、保健指導の開始から患者さんは、**さまざまな実感（体験・体感）することによって行動を変化させていきます**。つまり、**保健指導を継続・成功させるには、患者さんに実感してもらうことが重要なの**です。

アドバイス 7 患者さんに実感（体験・体感）してもらおう

何を実感してもらうの？

実感 1　問題点を実感してもらう

保健指導開始時には、**患者さんと一緒に現在の口腔保健に関する現状や問題点を理解することが必要になります。この"理解"が保健指導の最**初の"実感"**となる**わけです。特に患者さん自身が口腔保健に関する問題を感じていない場合、歯科衛生士と患者さんのとらえる問題点が異なることは少なくありません。歯科衛生士が必要と考えた問題点を、患者さんに気づいてもらう必要があります。

①口腔内の問題点を実感する

患者さんに自分の口腔内の状況を理解してもらうわけですが、多くの患者さんは前歯と臼歯の形が異なることや、自分の歯数を知りません。簡単に前歯・奥歯、表・裏などと言葉だけで伝えても理解されないことがあります。そこで手鏡を使ったり、口腔内写真を撮影するなどの工夫をします。プラーク付着を感覚で知る患者さんは少なく、歯とプラークの色も似ているため、プラーク染色液を使用して説明するのも良いでしょう。

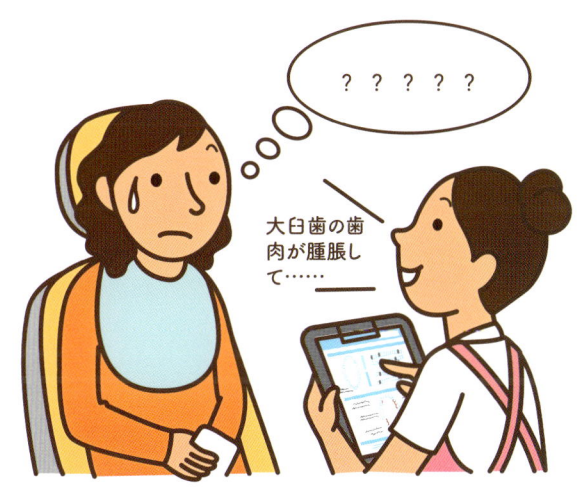

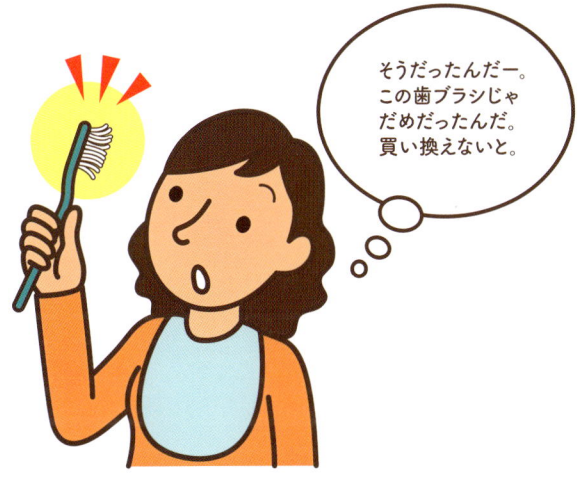

②道具の使用状況の問題点を実感する

患者さんが不適切な道具を使用しているときには、道具の変更を勧めることが一般的と思います。しかし、一方的に変更するのではなく、どうしてその道具を選択してきたかを、患者さんに説明してもらいます。そうすることで患者さんは考えが整理でき、自然と問題点を実感できます。

31

実感 2　保健指導を実感してもらう

　指導は、歯科衛生士が一方的に技術を伝えることでは成り立ちません。**患者さんと歯科衛生士の両者で保健指導を体験することが重要です**。すでに歯科衛生士が発見している問題点でも、患者さんが体験することによって自身で気づいたような気持ちになり、積極的に問題を解決しようとする努力に結びつきます。また、問題に気づいているにもかかわらず保健行動を変化させたくなかったり、プライドが高いために聞くに聞けないなど、故意的に気づかないようにしている患者さんの行動を、指導の体験をとおして無理なく変化させるのにも役立ちます。過去の保健指導でいつも注意を受けてきたために「自分にはできないのだ」と諦めている方や、もう保健指導を受けたくないと考えている方においても、「やれそうだ」という体験を一緒に行うことで保健行動を改善に導けます。

①歯磨きを体験する

●患者さんに磨いてもらう

　実際に磨いてもらい、苦手な部分を把握して「この部分はどうされていますか」「一緒に復習しましょう」と、手鏡を持ちながら指導します。この時、言葉だけでなくて手添えをして磨くことで、歯ブラシの歯面への接触角度や動かし方、歯ブラシ圧などの共通体験となり、指導が容易になります。

　あまり器用でない患者さんに対しては、最初からすべてを指導したり、磨けていない場所を指摘するのではなく、磨きやすいところから少しずつ指導して、"患者さん自身でできる"という実感をしてもらいます。

　磨いた後の感想をお聞きしてみるのも効果的です。「ツルツルして気持ちが良い」「すっきりした」「奥まで毛先が当たらないような気がする」など言葉に出してもらうことで歯磨きは気持ち良いことである、行いやすい部位・行いにくい部位があることを患者さんはより強く体感し、苦手を克服してもっと気持ち良くなりたい、もっと状態が良くなりたい、続けたいという意欲を抱きます。

●術者磨き

　術者磨きによって口腔内の一部だけでも磨くと患者さんは理想的使用方法や爽快感を実感できます。

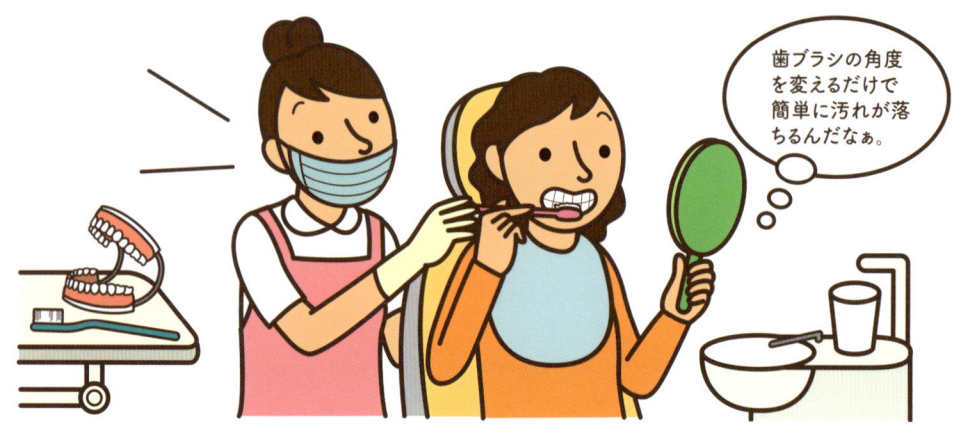

アドバイス **7** 患者さんに実感（体験・体感）してもらおう

②道具を体験する

　多くの患者さんは、新しい種類の歯ブラシや補助具の使用を怖がります。使い方がわからなかったり、難しいというイメージからです。しかし、専門家である歯科衛生士とともに体験することで、細かく指導しなくても患者さんは安心して使用できる場合が少なくないので、道具は指導時に体験してもらいましょう。

　また歯磨剤においては、使用しないで歯磨き指導を行うと、セルフケア時に指導内容がうまく反映できないことがあります。歯磨剤使用によって泡や唾液が出てくるために唾液をこぼさないように口腔周囲筋の緊張や頸部の角度に変化が生じ、歯ブラシを思うように動かせなかったりするからです。指導時には、歯磨剤を用い、家庭でのセルフケアとできるだけ同じ状況にすることも大切です。

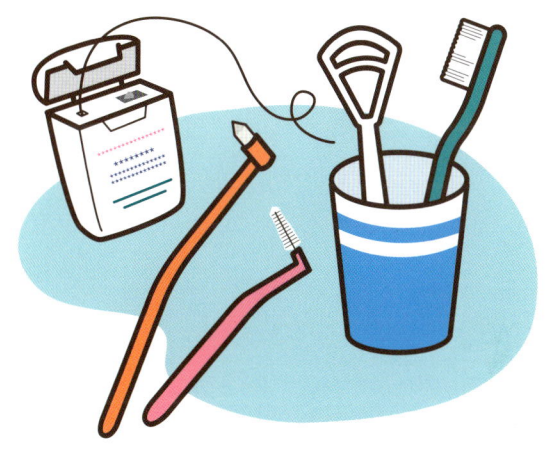

③うがいを体験する

　歯科医院では必ず患者さんはうがいをしますが、含嗽指導をしていることは少ないと思います。含嗽は口腔内全体の水流で汚れを外に出します。たとえば頬側歯面に多量のプラーク付着を認める場合、うがいが上手にできていない可能性があります。このように患者さんの中には水を口の中に入れて、そのまま出して終了する方がいます。故意的にしている方もいれば、方法がわからない方もいるので、正しいブクブクうがいの方法を体験してもらいます。

　また、含嗽指導は口腔の機能を実感するのにも役に立ちます。短時間であっても含嗽指導を行うと患者さんは「すっきりする」「口の大きさを意識できた」「若返りそう」「まずはうがいから取り入れてみる」など、指導直後から前向きな反応を示す場合が多いです。

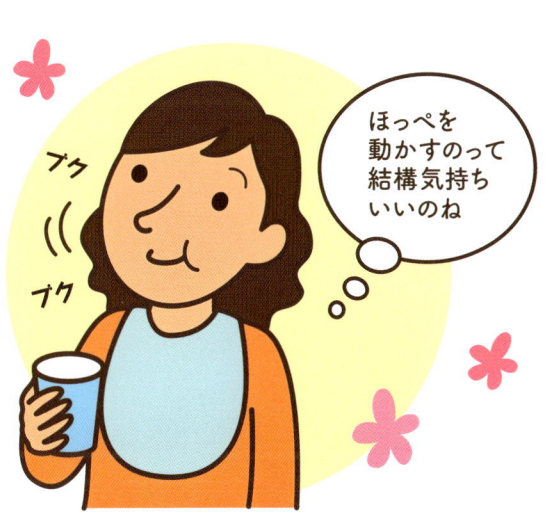

ほっぺを動かすのって結構気持ちいいのね

実感 3　保健指導の効果を実感してもらう

　前回の指導終了から、患者さんは何かしらの努力をしています。自分はがんばったという達成感と、これで良かったのかという不安を抱いて患者さんは来院します。**この時に、口腔内の状況が良くなったなど、問**題点の改善など保健指導の効果を患者さんが実感すると、患者さんのモチベーションは自然と高くなります。

①患者さんの言葉で話してもらう

　「毎食後、磨くようになった」「歯ブラシを変えたら歯に当たるような気がする」「がんばったけど、あまり変わっていない」など患者さんはさまざまな感想をもって来院します。日常生活において、前回の指導からどんな困難、変化があったかなどを患者さんの言葉で説明してもらうことは、患者さん自身が保健行動を振り返りながら、それらを再度実感することになります。

　そして、私たちは患者さんの話を聞き流すのではなく、「歯磨きの成果が現れていますね」「努力したいという気持ちが口の状態に出ていますよ」など患者さんの努力による変化を理解していることを必ず伝えましょう。もしも、実際に努力をしたのに結果が出ていなければ、指導内容が患者さんに合っていないか、あるいは高すぎる目標でないかなどの見直しが必要です。

②専門家として成果をシェアする

　保健指導の効果が現れていても患者さんによってはまったく実感していなかったり、否定的な変化として捉えていることがあります。専門家として、手鏡などを使って「歯ぐきの色が変わってきましたね」「ツルツルしているのがわかりますよ」「歯が光っていますね」などの成果を一緒に確認し、実感してもらいます。明らかに効果が出ている場合には、プラーク染色や口腔内写真の記録の変化を提示することも説明に適していますが、明らかでない場合には、変化していないことを認識させかねないので使用は慎重にするべきです。

　どんなに小さい効果でも褒めていくことは、次の段階に進む重要な行為です。仮に「まだ出血していますよ」「この部分が磨けていませんよ」「やってなかったでしょう」などとネガティブな声かけをしてしまうと、患者さんのモチベーションが下がるだけでなく、「この人は自分のがんばりをわかってくれないんだ」と、歯科衛生士を信頼しなくなります。

③ポイントを絞って伝える

　患者さんが努力すると多くの成果が出てきます。しかし、開始したばかりで患者さんの理解もままならないときにすべてを褒めると、患者さんは迷ってしまいます。1つまたは2つの成果を正確に実感してもらうことが重要です。最初は患者さんが強く困っていたこと、明らかな成果や全体的な内容などからポイントを絞って伝えます。

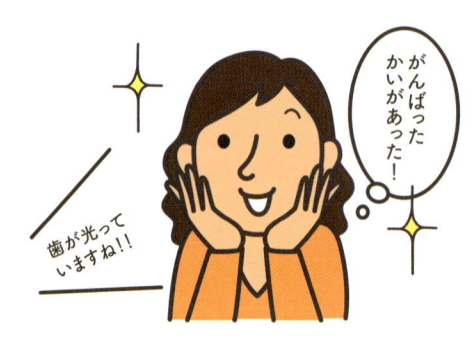

アドバイス **7** 患者さんに実感（体験・体感）してもらおう

実　感　4 新たな目標でステップアップを実感してもらう

　リコールで来院したある患者さんにフロスの指導を行いました。「昔は食べかすをとれるように『毎日、歯ブラシをする』が目標だったのに、今は『糸ようじを使ってみましょう』と言われるなんて、段階アップだなぁ」と、とても喜んでいました。

　患者さんが効果を体験すると、満足感や安心感と同時に新たな気づきや目標を抱きます。また、**当初の目標に比べ少し難しい目標設定は、以前の目標を解決したという証であっ****て、それが患者さんの自信やモチベーションへとつながる**場合も少なくありません。メインテナンス患者さんの場合には、次の段階の目標設定をすることは、良い実感といえます。

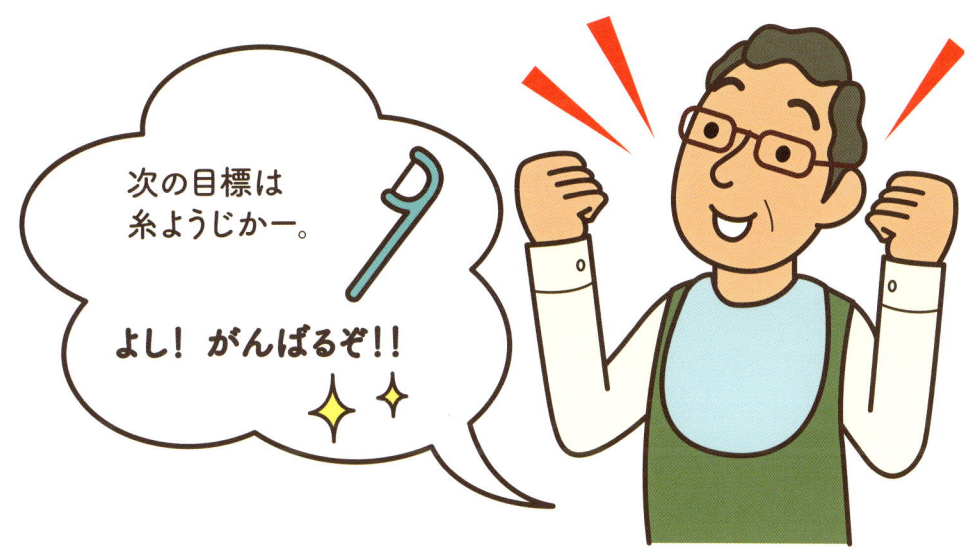

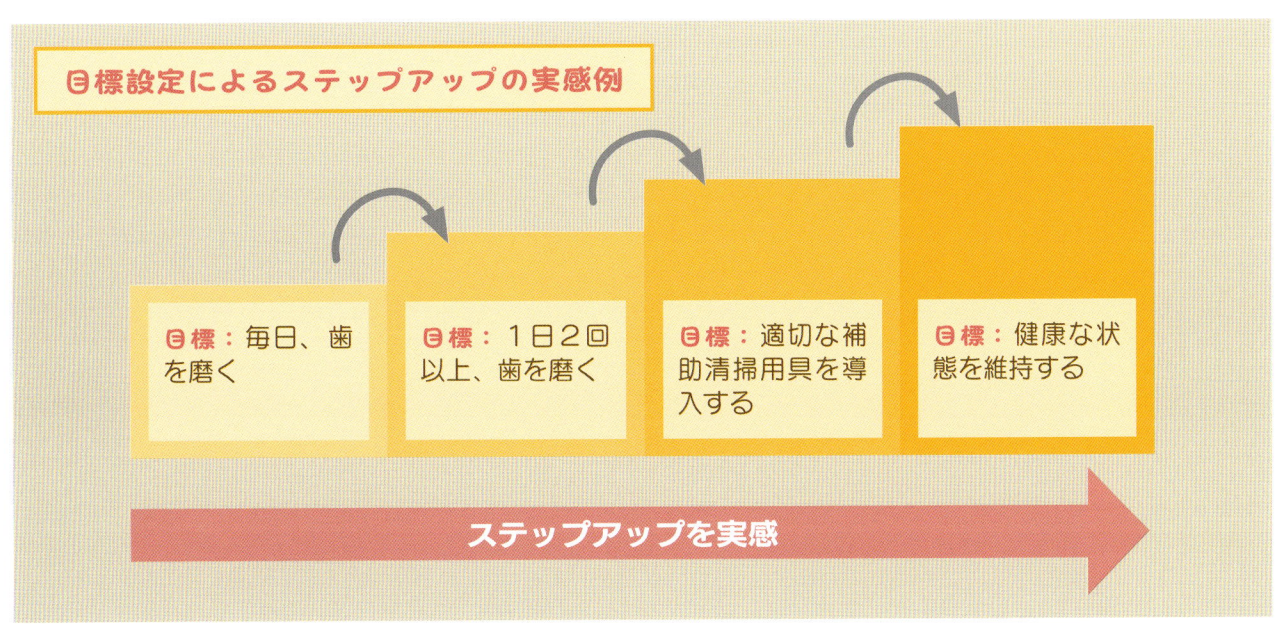

目標設定によるステップアップの実感例

目標：毎日、歯を磨く → 目標：1日2回以上、歯を磨く → 目標：適切な補助清掃用具を導入する → 目標：健康な状態を維持する

ステップアップを実感

35

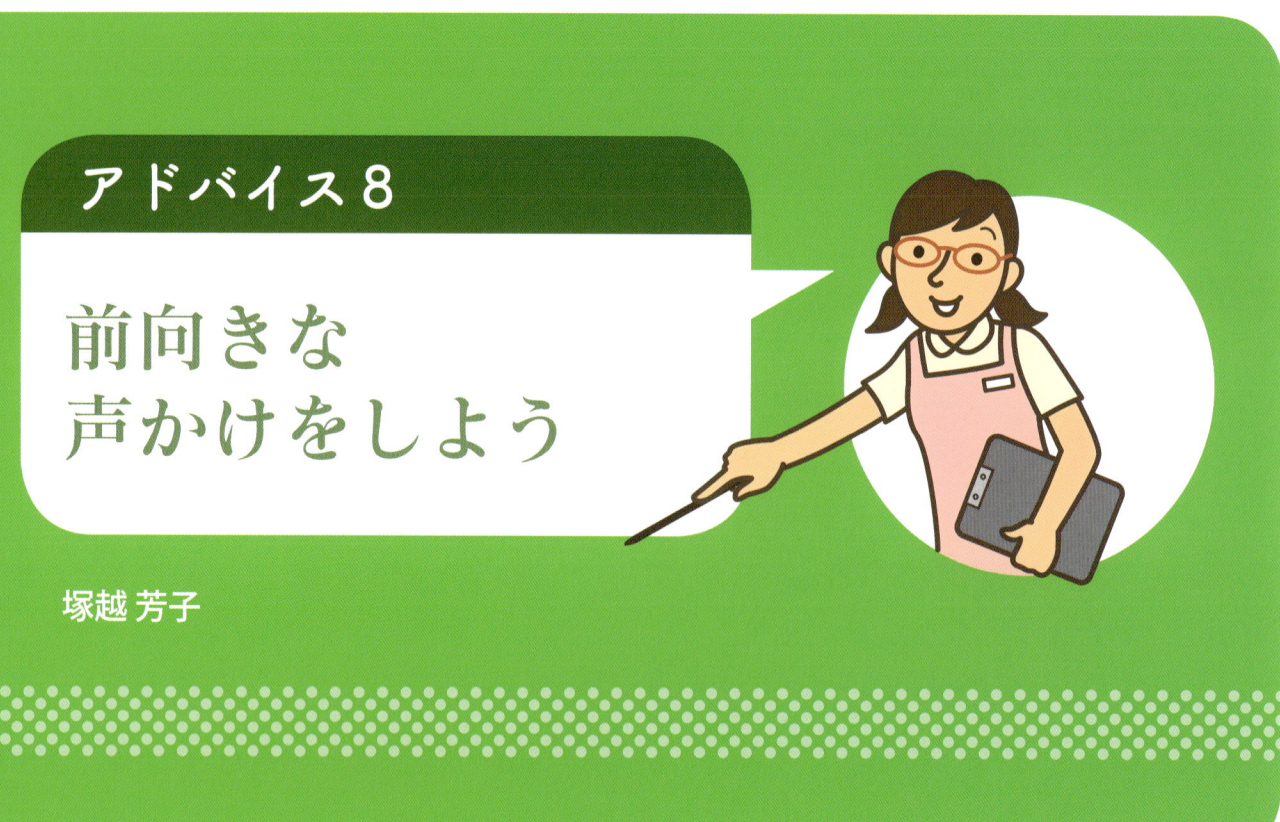

アドバイス8
前向きな声かけをしよう

塚越 芳子

なぜ、それは有効なの？

　口腔ケアのプロフェッショナルである歯科衛生士に、「〇〇さんは、いつもお口の中をきれいにされていますね」と笑顔で褒められたら、その患者さんは「自分が認められた」とうれしく思い、そして、これからもきれいにしていこうと前向きな気持ちになっていただけるように思います。

　このように、**「褒めること」は患者さんが日々のブラッシングを楽しく続けるための大きな力**になるのだと私は考えています。

　磨き残したプラークを指摘して、注意することも時には必要なのかもしれませんが、上手に磨けているところに注目し、褒めながら、磨き残しを減らしていく。それが、私が日々行っているブラッシングのアプローチです。

　そうはいっても、なかなかプラークコントロールが上達せず、褒めるところも見つけにくい患者さんには、どのような声がけをすればいいのか、悩むこともあります。

　そこで重要なことは、**口腔内のどんな小さな変化を見逃さず、患者さんのつぶやきも聞き逃さないようにして、褒める点を見つけ出すこと**なのです。

アドバイス ⑧ 前向きな声かけをしよう

どんなふうに褒めるの？

日常の臨床の場で私がよく使っている褒め言葉を例に挙げてみたいと思います。

- いつもお忙しいのに、本当に熱心に磨かれていますね。
- これだけお口をきれいにされていると気持ちがいいですよね。
- ○○さんだからこそ、ここまでできるのですよね。
- （縁下）歯石が見えてきましたね。歯肉が引き締まった証拠なのですよ。ご努力の成果です。
- 歯肉の色が健康的なピンク色になってきましたね。
- これだけ短期間で出血部位を減らせたとは脱帽です。
- 今日はさらに上手に磨けています。どのようなことを工夫されたのですか？
- とっても器用にデンタルフロスを使いこなしていますね。ご自宅でも習慣になっていることがよくわかります。
- ○○さんがお口の健康を大切に考えられていること、私はとてもうれしいです。
- 先生も「○○さんのお口はきれいだね」と褒めていましたよ。
- これだけお母さんがしっかり管理して、子どもさんは幸せですね。歯の健康は財産です。
- ○○さんは、定期健診に通われて、歯磨きも熱心にやられたからこそ、ここまで歯が残せているのです。すばらしいことです。

　この他にも、まだまだたくさんの褒め言葉があります。ぜひ、皆様も、患者さんにかけている褒め言葉を再確認してみてください。きっとそれぞれの言葉の中に、前向きなパワーを感じると思います。

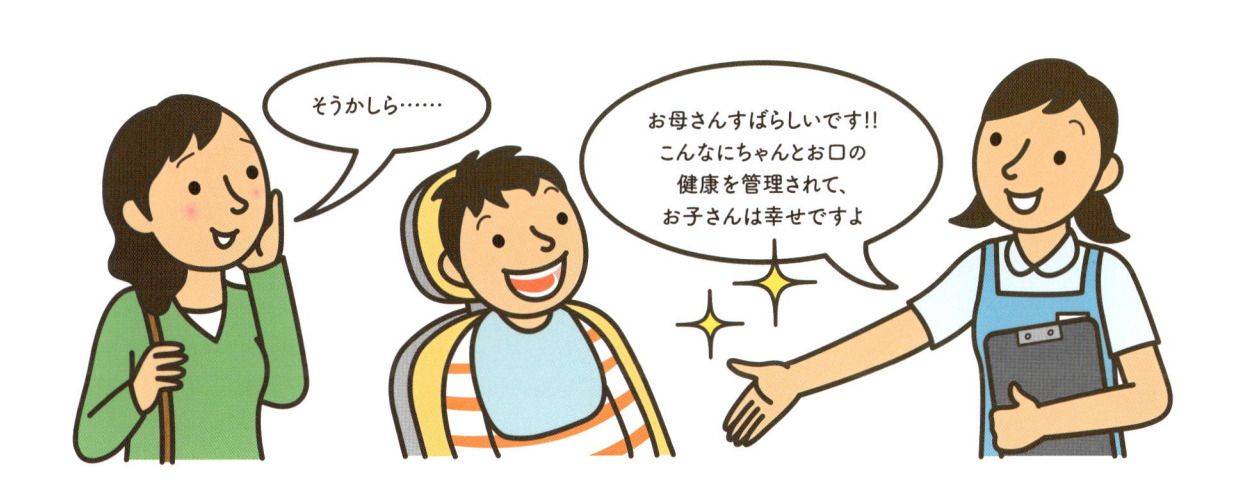

そうかしら……

お母さんすばらしいです!!
こんなにちゃんとお口の健康を管理されて、
お子さんは幸せですよ

アドバイス9
指導時のワンポイントアドバイス

塚越 芳子

　磨きにくい部位でもちょっとした技で磨ける場合があります。そのワザを患者さんにお伝えしていくことも、モチベーション向上につながります。そのためには歯科衛生士がそのワザを指導できなければなりません。以下に、患者さんに指導の際に私が用いているワンポイントのワザを紹介します。

歯ブラシ使用時のワンポイント

■ 臼歯舌側（口蓋側）に歯ブラシが当たっているか柄でチェック

　歯ブラシの柄が正中に位置すると、歯ブラシの毛先は臼歯舌側（口蓋側）面に無駄なく当たっていることが多く、正中から外れていると、毛先の一部だけが当たっている場合が多いようです。このことから、実際に口腔内を見なくても、歯ブラシの柄の位置で毛先の当たり方を推測することができます。

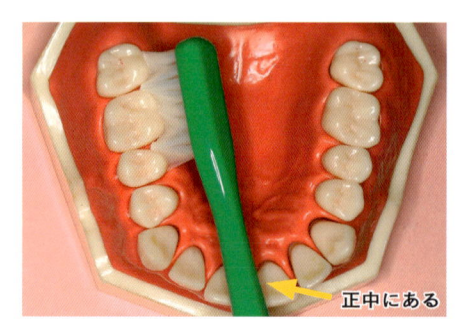

▲柄が正中に位置。口蓋側面に無駄なく当たっている。

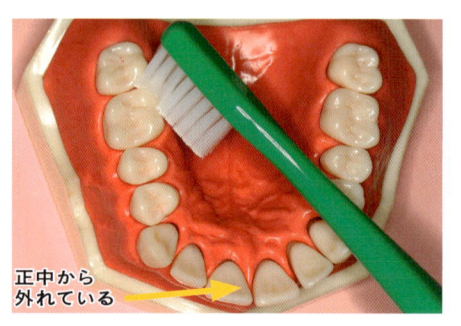

▲柄が正中より外れており、毛先の一部のみ歯面に当たっている。

アドバイス ❾ 指導時のワンポイントアドバイス

■ 最後方臼歯遠心面は小開口で

少し口を閉じ気味にし、最後方臼歯遠心面にブラシを当てるようにしましょう。筋突起が動いて頬が伸び、ブラシの毛先を遠心面に直角に当てやすくなります。

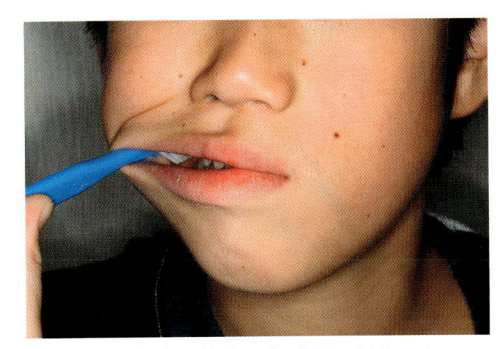

▲口を閉じ気味の状態で歯ブラシを当てる。

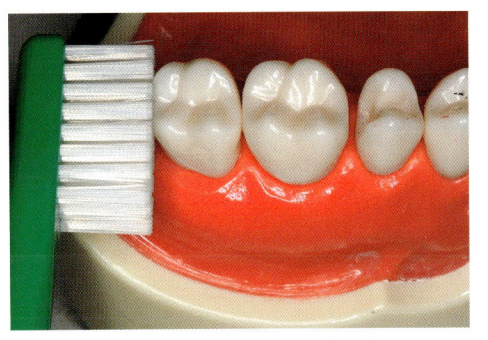

▲最後方臼歯遠心はこの角度で当てたい。

■ 低位歯は横から突っ込み磨き

萌出途中の歯は低位にあるため、横から1本ずつ磨くようにすると、毛先がうまくあたります。

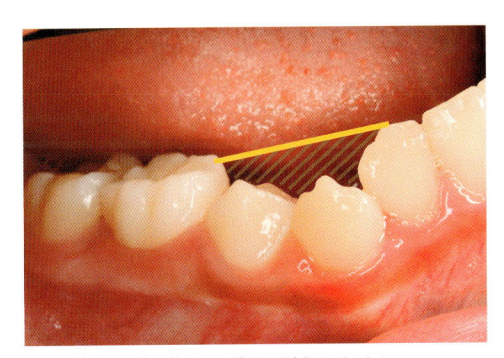

▲低位歯は歯ブラシが飛び越えやすい。

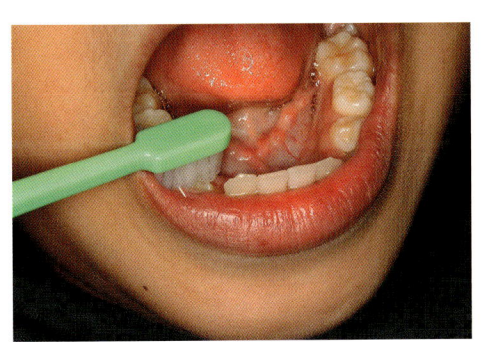

▲横から1本ずつ磨く。

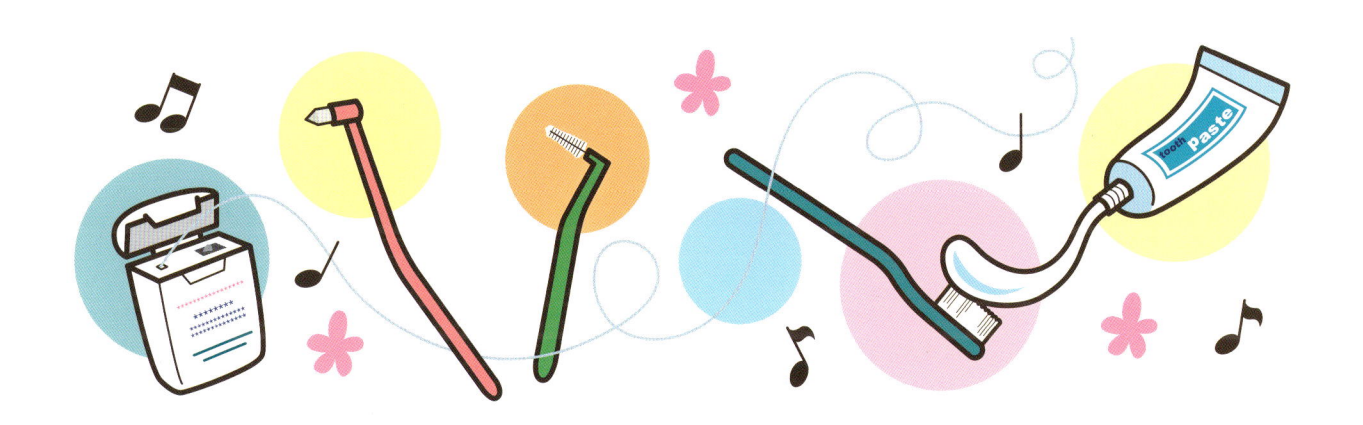

歯間ブラシ使用時のワンポイント

■ 舌側（口蓋側）からも入れてもらいましょう

付着するプラーク量は舌側の方が、頬側よりも多い傾向があることと、舌側のカーブが頬側より大きい歯冠形態の特徴から、歯間ブラシは舌側からも入れた方がプラーク除去効果は上がるようです。ちなみに、私は患者さんに頬側、舌側の両方から入れていただくよう指導しています。

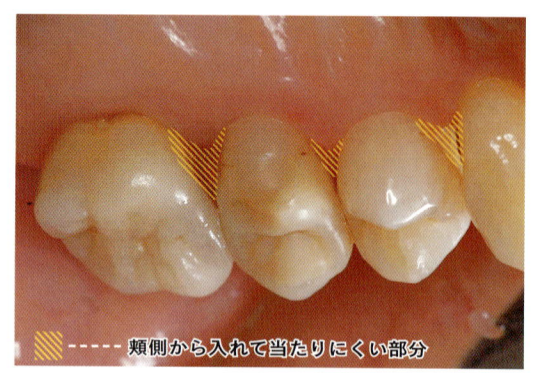

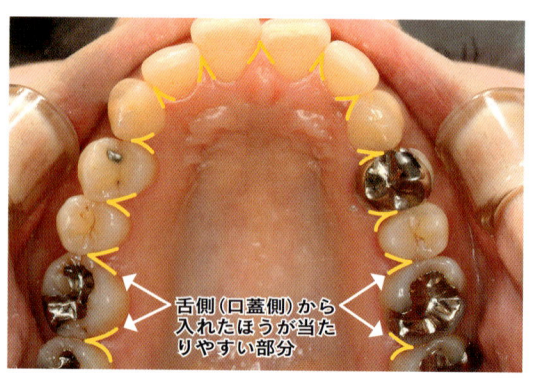

▲頬側から歯間ブラシを入れて、舌側近遠心面に沿わせるのは意外と難しい。

■ 舌側（口蓋側）からも入れるためには角度つきの歯間ブラシを

舌側から歯間ブラシを入れることは、慣れるまで難しいものですが、入れる感覚がつかめると、患者さんは上手に使いこなしてくれるようになります。そして角度つきの歯間ブラシの方が舌側から入れやすいようです。ストレートの歯間ブラシであれば、首の部分を曲げたものを臼歯専用として使っていただくとよいと思います。

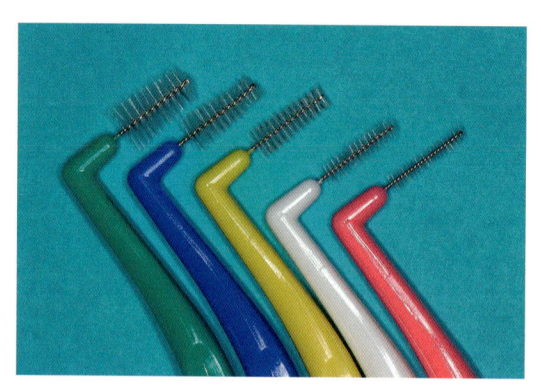

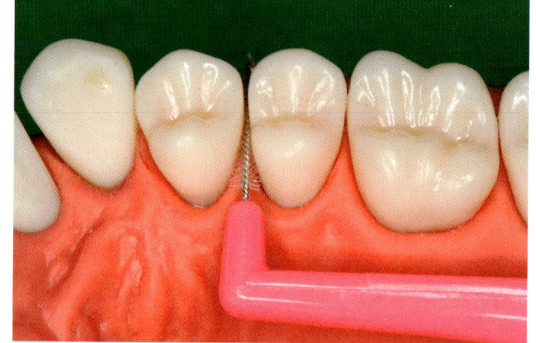

▲角度つきの歯間ブラシは臼歯の頬側、舌側とも使いやすい。

アドバイス ⑨ 指導時のワンポイントアドバイス

■ デンタルフロスとの使い分けは？

根面のようにへこんだ部位がある歯には、歯間ブラシがお勧めです。凹面は歯根露出が多い歯に見られ、4|4の上顎小臼歯がその例です。デンタルフロスは凸面のプラーク除去に優れているため、隣接面う蝕の多い患者さんはデンタルフロスが適当です。

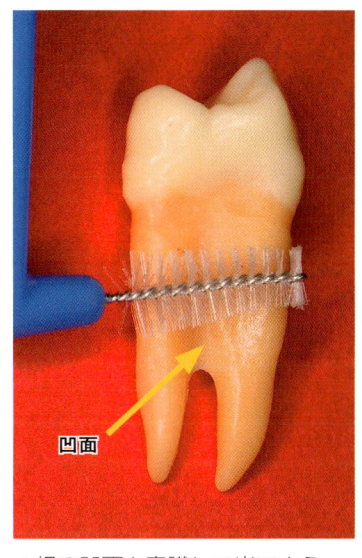

▲根の凹面を意識して当てよう。 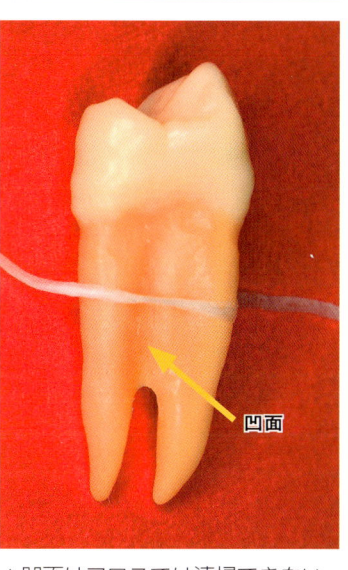　▲凹面はフロスでは清掃できない。

■ 根分岐部ではフッ化物も併せて使おう

根分岐部はブラシの到達性も悪く、根面う蝕のリスクが高いため、フッ化物ジェルを歯間ブラシにつけて磨いてもらうことがお勧めです。また、歯間ブラシのサイズ選択も大切です。

軸のワイヤーが歯面に当たらないような太さで、根分岐部内にフィットするサイズを選びましょう。

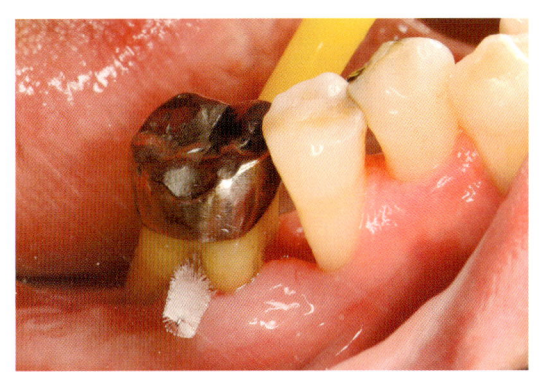

▲軸のワイヤーが根面に当たらない太さのものを選ぶ。

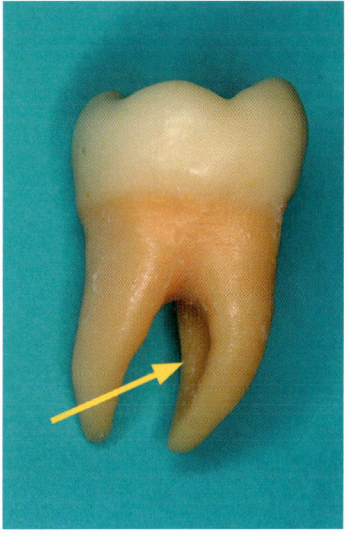

▲このようなくぼみは高いう蝕リスクを持つ。

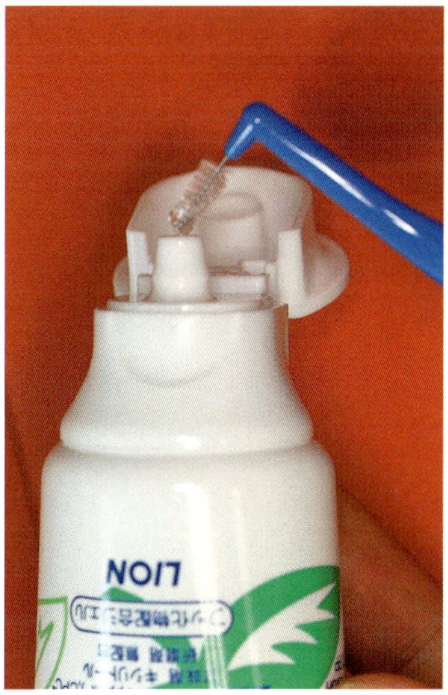

▲歯間ブラシにフッ化物ジェルをつけて根分岐部を磨く。

■ ワイヤー部が折れにくい使い方を指導しましょう

　ワイヤー部がすぐに折れてしまうようだと、患者さんは歯間ブラシを使うことを嫌がってしまいます。ワイヤー部がくねくねと曲がらないように使用してもらいましょう。そのコツは、歯間ブラシを押したり引き出したりしながら、隣接面に沿わせて当てるようにすることです。歯間部に当てながら、首を振るように上下に動かしてしまうと、折れやすくなります。

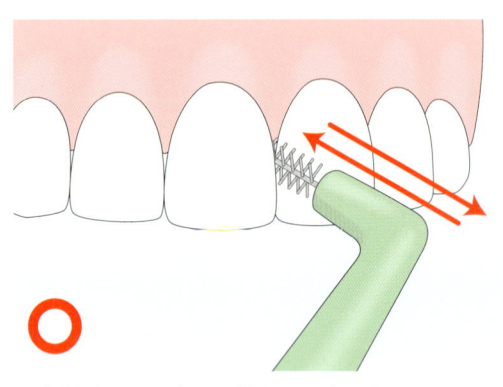

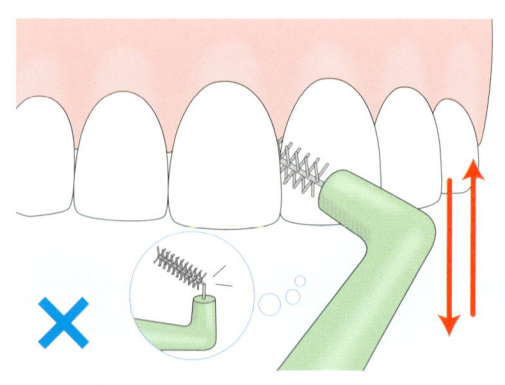

▲歯間ブラシを歯面に沿わせて出し入れすると、ワイヤー部が折れにくい。

▲歯間ブラシを歯間に入れたまま上下に動かすとワイヤー部が折れやすくなる。

■ 歯間乳頭を守りましょう

　歯間乳頭に満たされた歯間部に歯間ブラシを強引に入れることで、歯間乳頭を退縮させてしまうことがあります。隣接面のプラークを除去することは大切ですが、「この部位に歯間ブラシを入れることがよいのか」をつねに考えてみましょう。歯ブラシ、デンタルフロスでケアができるのであれば、歯間ブラシを使う必要はないですね。健康で美しい口元を手に入れることが患者さんのモチベーションアップにつながります。

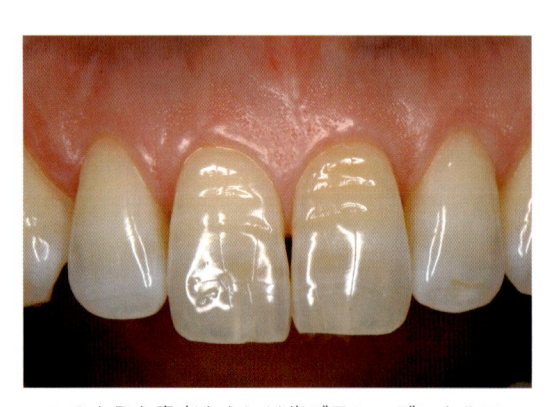

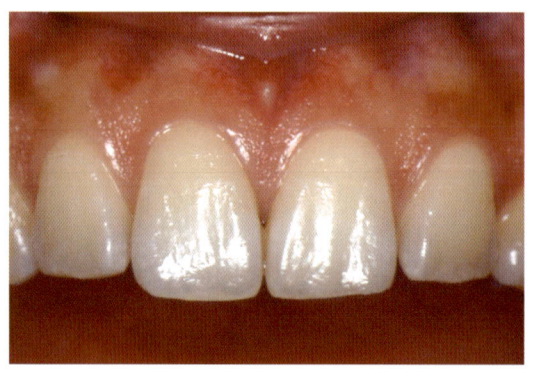

▲このような患者さんには歯ブラシ、デンタルフロスを使ったホームケアを勧める。

ワンタフトブラシ使用時のワンポイント

■ 歯頸部のプラーク除去の重要性を理解してもらおう

　患者さんに歯頸部のプラーク除去の重要さを理解してもらうため、ダイレクトにプラークが落とせるワンタフトブラシ（毛の硬さはソフト）使用を勧めています。また、自身の歯頸部ラインを知ってもらう機会にもなります。

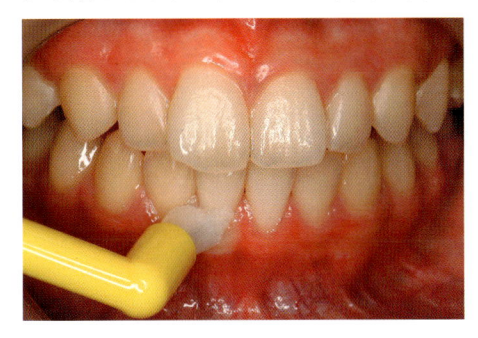

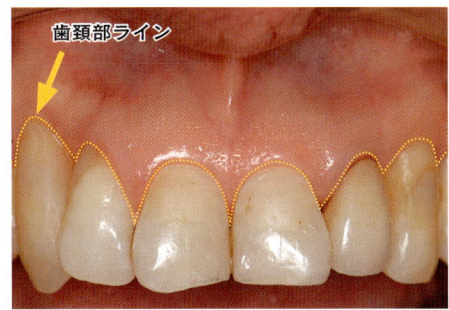

▶患者さん自身の歯頸部ラインを知ってもらう機会にもなる。

■ 歯列不正の部位や最後方臼歯の遠心面に

　歯ブラシの毛先の届きにくい小さな隙間や歯列不正の部位、また最後方臼歯の遠心面にワンタフトブラシによるブラッシングを勧めます。磨きたくてもうまくブラシが当てられなかった患者さんにとても喜んでもらえます。

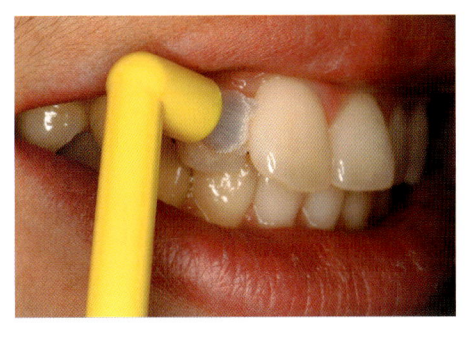

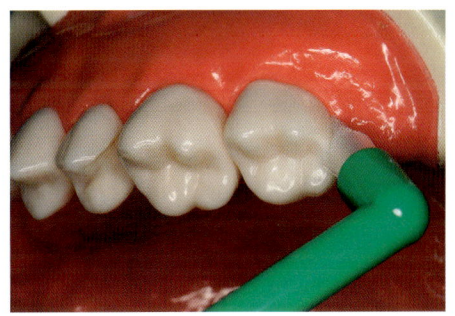

▶写真左：歯列不正の部位に当てる。
▶写真右：最後方臼歯遠心面に当てる。

■ 交換期の仕上げ磨き、特に生えはじめの永久歯に

　永久歯の生えはじめはプラークも停滞しやすく直視しにくいため、う蝕になりやすい時期です。幼弱永久歯の時期でもあるため、仕上げ磨きにワンタフトブラシを使用します。特に六歳臼歯を守ることの大切さに対する理解は、う蝕にならない永久歯列の完成につながります。

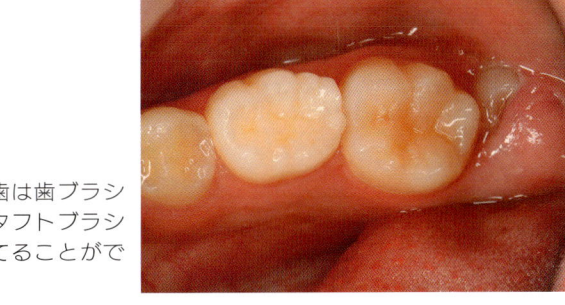

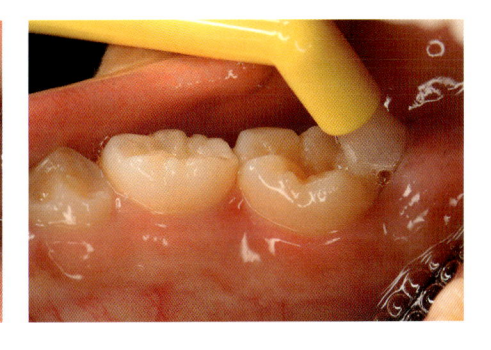

▶生えはじめの永久歯は歯ブラシが当てにくい。ワンタフトブラシだとダイレクトに当てることができる。

デンタルフロス使用時のワンポイント

■「キュッキュッ」はプラーク除去ができた音

　デンタルフロスを上手に使いこなせるようになると、隣接面をこする音がリズミカルにキュッキュッと響いてきます。熱心にフロスを使っている患者さんを褒める1つのポイントです（ホルダー付のデンタルフロスはこれには準じません）。

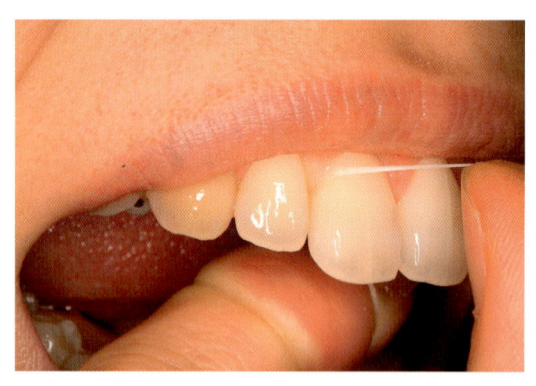

◀キュッキュッとリズミカルに音が出ると、プラーク除去ができているサインとなる。

■「デンタルフロスが切れる、ほつれる」……口腔内のトラブルに気づいてもらう

① 隣接面う蝕の発見

　デンタルフロスの使用は隣接面う蝕の予防のためだけでなく、患者さん自身で問題点を発見するための道具ととらえることもできます。

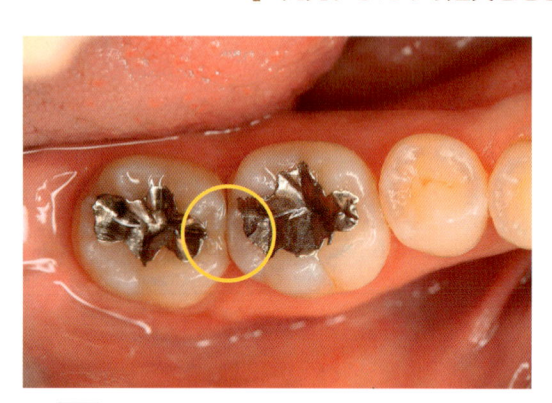

▲「7̲6̲間にデンタルフロスが引っかかる」との主訴で来院。患者さんの見た目ではう蝕とはわからない。

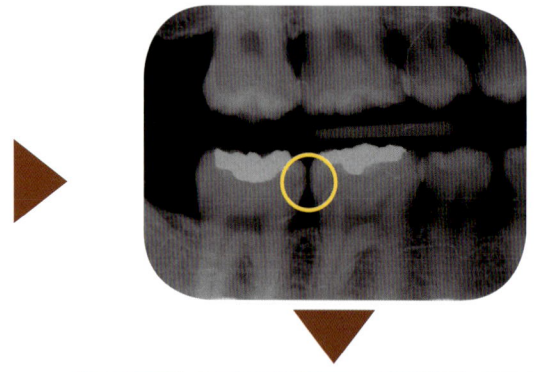

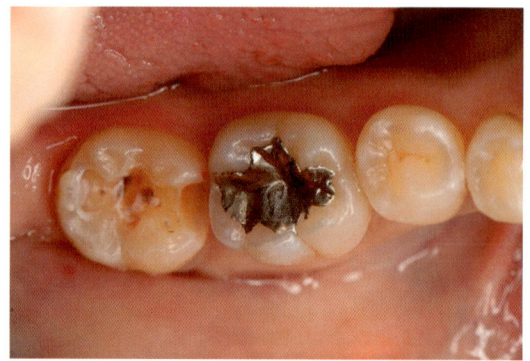

▶診査の結果、隣接面う蝕が見つかったため、処置となった。

アドバイス ❾ 指導時のワンポイントアドバイス

② 歯石の存在に気づいてもらう

「最近下の前歯にデンタルフロスを使うと、歯石のざらざらを感じる」と患者さんから言われることがあるように、患者さん自身が歯石の存在に気づくことも大切なことです。

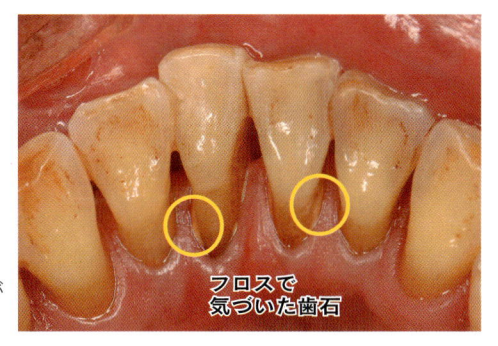

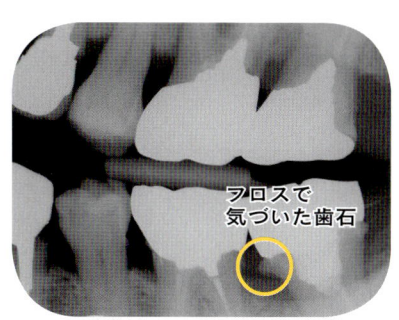

▶患者さんには歯石は見えにくいが、デンタルフロスを入れるとその存在がわかる。

③ 不適合な補綴物に気づいてもらう

いつもデンタルフロスが同じところで切れてしまう、食渣が多く詰まっており嫌な臭いがする、というような補綴物は、適合に問題があることが多いようです。患者さんが「不適合な補綴物は良くない」と実感するための手段としても、デンタルフロスは役立ちます。

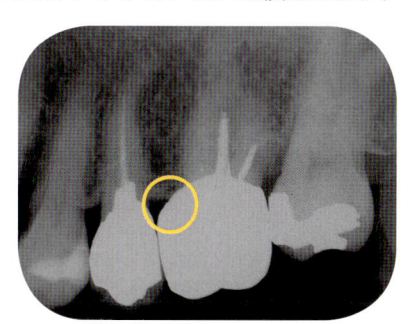

▶ 6| の補綴物にデンタルフロスがひっかかるとの訴えがあった症例。

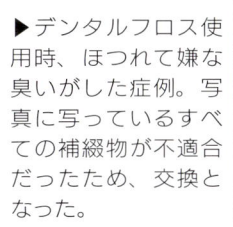

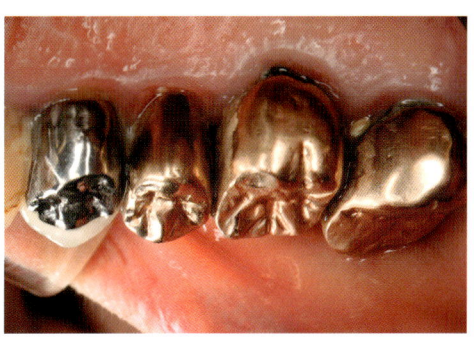

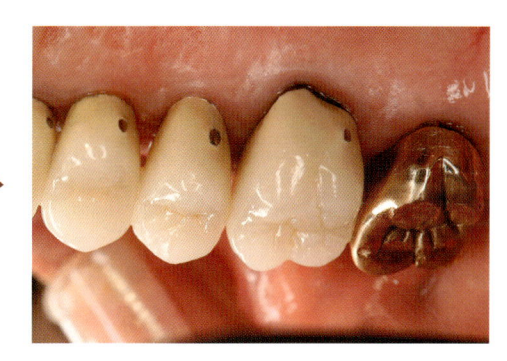

▶デンタルフロス使用時、ほつれて嫌な臭いがした症例。写真に写っているすべての補綴物が不適合だったため、交換となった。

■ 歯肉溝にも入ります

デンタルフロスの良いところは、歯肉溝にも入ることです。もちろん、深く入れすぎてはいけません。こうしたデンタルフロス使用の定着は、歯周病予防につながります。

▶痛みを感じない程度にデンタルフロスを歯肉溝に入れる。

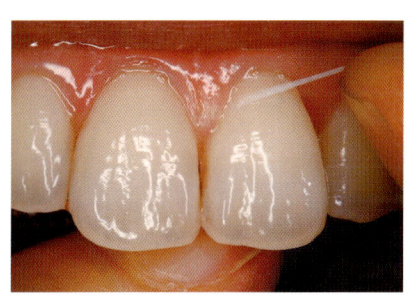

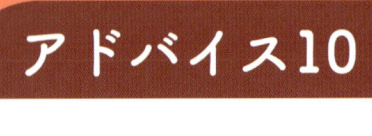

アドバイス10
指導内容を示した資料を渡そう

川崎 律子

なぜ、それは有効なの？

　ブラッシングは、継続して行われることが重要であり、さらには"磨いている"のでは意味がなく"磨けている"ことが大切になります。そのため、患者さんには病気を治してもらうという受身の姿勢ではなく、自分で治す（役割分担）という意識を持っていただく必要があります。自ら治すという気持ちが、ブラッシングの継続や、磨けているという意識へとつながるからです。

　そのためにはまず、**患者さん自身が口腔内の現状を把握する必要があります。** 口腔内写真やプロービングチャート、エックス線写真などから、プラークの付着状態や炎症を起こした歯周組織、う蝕の状態などを目で見てもらいます。**その際、診療室の中で一時的に見せるのではなく、コピーを渡すことがモチベーション維持につながることがあります。**

　ほとんどの場合、患者さんは自分の口腔内を客観的に見たことはありません。よって、それを資料としてもらえることはうれしいことのようです。

　また、一度の説明、あるいは一度見ただけでは人の記憶に残ることが少ないため、ホームケア時に自身の問題部位や指導内容を記した資料などがあれば、どう磨くべきかを患者さんなりに考える場合もあるでしょう。

　お渡しする資料は、できるかぎりわかりやすいものであることが重要です。ビジュアルで訴え、視覚で理解・確認できるものをお渡しすると効果的です。

アドバイス ⑩ 指導内容を示した資料を渡そう

どんな資料があるの？

①口腔内写真

口腔内写真を撮影した際に必ずその場で写真をお見せしますが、それをプリントアウトしてお渡しすることがあります。「汚い」とか「磨けていない」と感じると同時に、プラークが残っている部位の歯肉の炎症やう蝕発生の状態からプラークと口腔疾患の相関関係を把握していただき、今の習慣のままでは治らないことに気づいていただきます。

また普段見ることがなかなかない歯列や舌・口蓋側を見ることは、刺激になるようです。

②プラーク付着部位の記録

プラーク付着部位の記録したものをお渡しすると、患者さんは磨けていない部位を意識して磨くようになるようです。特に舌・口蓋側など見えない場所の確認となります。図を見ながら場所を確認してブラッシングに取り込むようになります。

定期的にプラークスコアの値が低下していることなどを示すのも、励みになると思います。

③使用道具の使い方の図解

年配の方には、使用道具の使い方について紙に記載して渡すことがあります。最小限の補助用具におさえ、うまく使いこなせるようブラシを当てる位置、当てる角度、動かし方などを説明書きして渡します。

④エックス線写真

エックス線写真は、喪失歯・失活歯など、これまでの生活習慣により崩壊した口腔内を認識してもらうためのもので、解読はできなくても"異常がある"ということは理解できる資料です。また、歯周病の"骨が溶ける"ことも理解できます。そのため、歯肉の中の悪い部分を患者さんが知ることができ、ブラッシング時に気をつけてもらえます。

エックス線写真は医院だけのものではなく、患者さんのものとして共有するという意味からも、資料を渡すことは有効です。

⑤治療計画書

今後の治療の方向性を患者さんにも理解していただくためにお渡しします。患者さんが自分自身の計画を把握しておくという意味でも、治療計画書をお渡ししておくことは大切です。

⑥説明に用いた資料
（リーフレットのコピーなど）

一度の説明だけでは、患者さんは忘れてしまいます。ですから、説明時に用いた資料で渡せるものは、基本的にすべて患者さんに渡します。メーカーが作っているものなどを、うまく活用するのもよいでしょう。

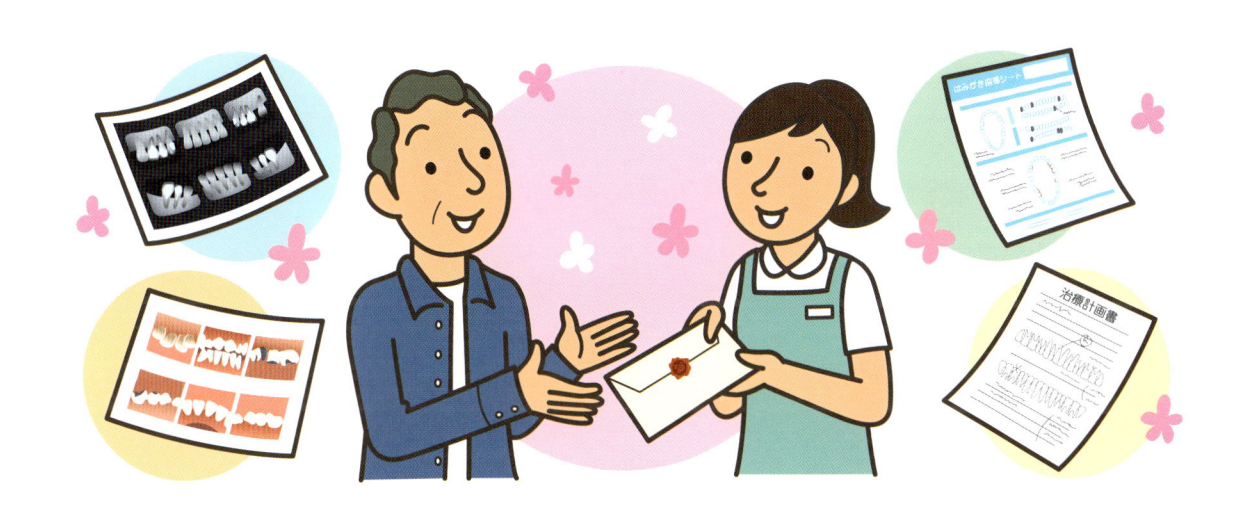

どんな患者さんに何をお渡しするの？

①多忙な38歳男性
＜初診時の口腔内写真とエックス線写真、治療計画書＞

　これまでの患者さんの多忙な生活を理解してあげると同時に、今後必要となる生活の改善と治療の方向性について記載した資料を作成。現状を理解してもらい、自宅に戻ってからも生活習慣の見直しを考えていただくためにお渡しした。

　なお、治療計画書は従来の当院のフォーマットに、今後の実施予定事項および検討・評価事項を記載したもの。

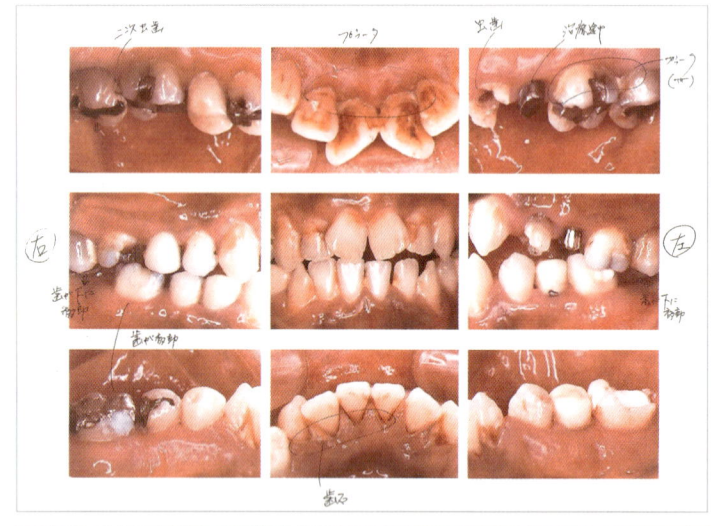

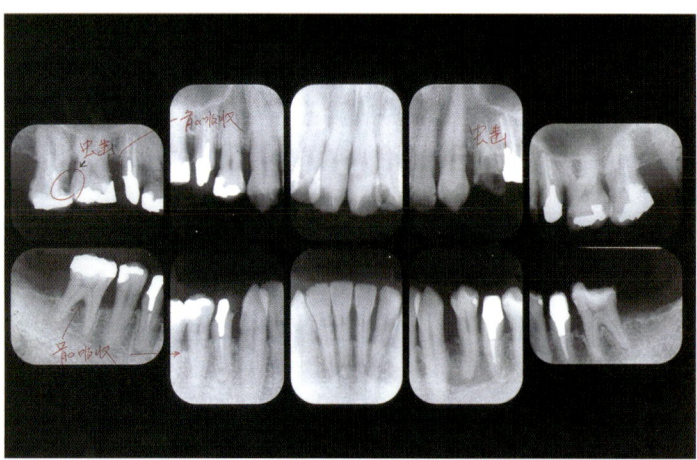

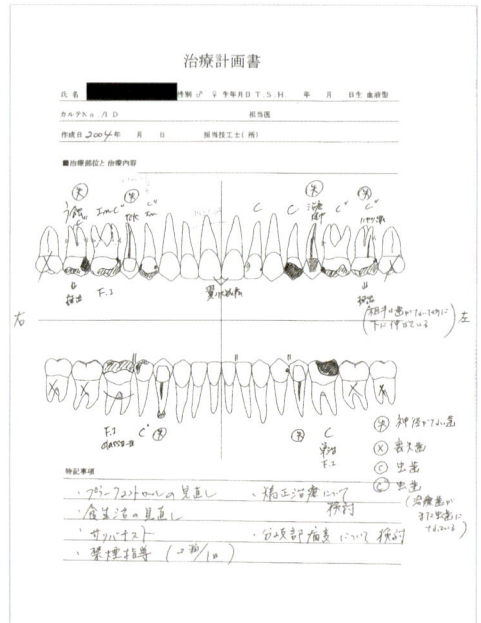

　主訴が「治療途中の歯を治してほしい」とのことでの来院だったが、どの歯も自覚症状がなかったため、写真を見て自分の口腔内が想像以上に崩壊していたことに驚き、資料を興味深く見ていた。とにかく時間を作ってきちんと治療しようという気持ちになったようだ。

　患者さんの資料と健康な歯周組織の写真やエックス線写真とを比較して提示した時には、「骨が溶けている」という意味も理解し、「今日からちゃんと磨いて治します」と話された。

アドバイス ⑩ 指導内容を示した資料を渡そう

②不器用な50代男性
＜説明に用いたリーフレットのコピー・口腔内写真＞

努力はされているが、とても不器用でとにかくプラークが残る患者さん。来院前にブラッシングしてきていただき、すぐ口腔内写真を撮影して、それを比較しながらブラッシング指導を行った例。少しずつ磨けるようになってきていることを褒め、小わけにテクニック指導をしていった。

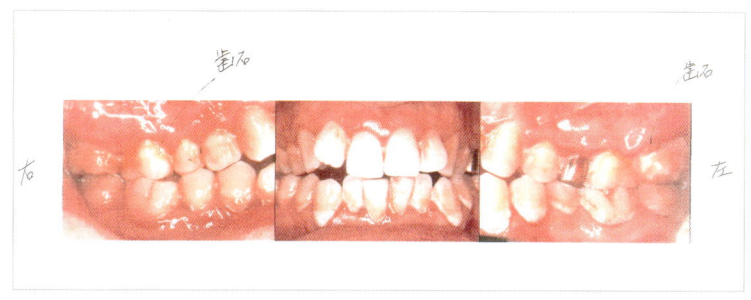

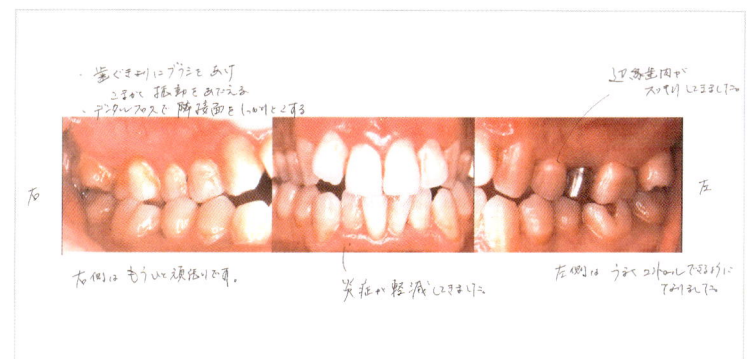

　ご自身ではちゃんと磨けているつもりが実は磨けていなかったという現状にため息をつかれることもあったが、「次回までの課題ですね」と前向きに取り組んでくださった。持ち帰った口腔内写真を見ながらブラッシングし、少しずつ変化していくご自分の歯肉を鏡で確認していたという。
　㈱GCからいただいたリーフレットは、歯周病および歯周治療の説明についてわかりやすく解説されており、活用しやすい。

③道具をうまく使いこなせない60代後半女性
＜清掃用具の使い分けと使用法・口腔内写真＞

　モチベーションが低下した患者さん。必死に磨いてもうまくプラークコントロールできないことに落胆されていたので、ブラッシング指導を行った。道具を使いこなせておらず、その使い方を一緒に考え、口腔内写真でプラーク付着部位と炎症部位を示し、歯ブラシの当てる位置を再確認した。

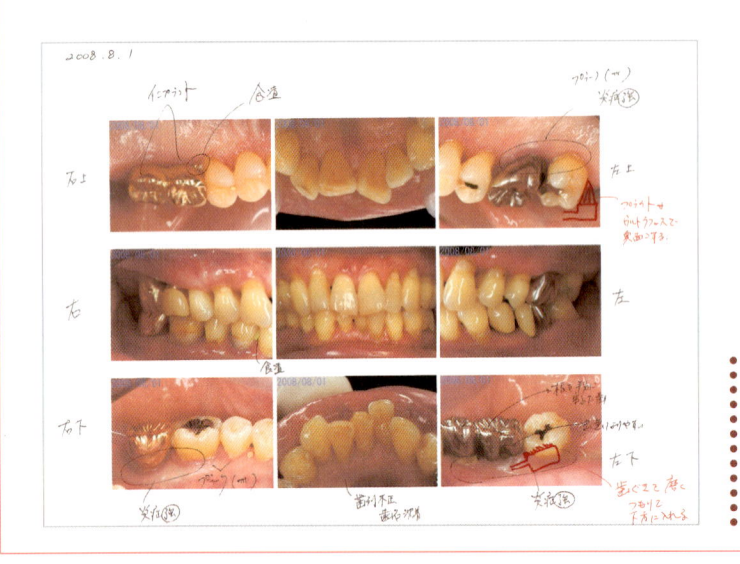

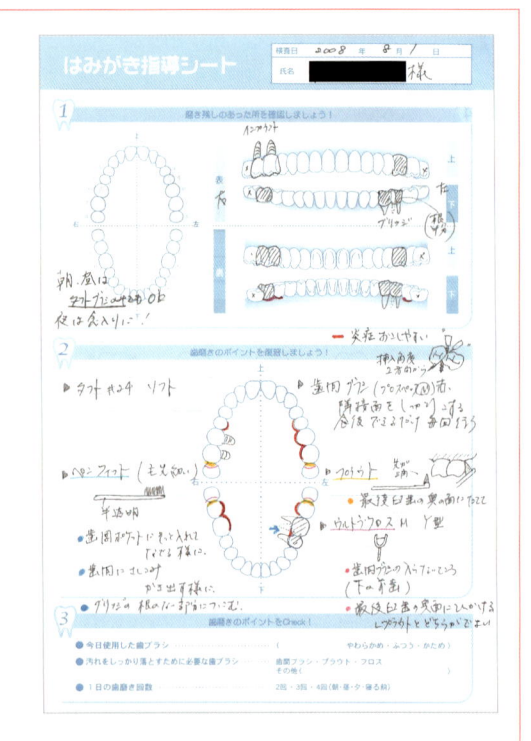

　「医院では磨けても、家に帰ると忘れちゃうのよね」という患者さんの言葉に、ブラッシングのポイントを紙に書いて渡し、「洗面所に貼るなどして、歯磨きのときにちらっと見てね」と伝えた。医院での歯磨き指導時と次の来院時で歯磨きの精度に差が出てしまう患者には効果的である。

④プラークコントロールレベルが低下した70代女性
＜プラーク付着部位とブラシの方向を示した図＞

　加齢につれブラッシング時間が1分程度となった、プラークコントロールが面倒くさいという女性。プラークコントロールレベルが低下し、食渣も目立つ。歯間ブラシは面倒で使わないということなので極細毛の歯ブラシを紹介。プラーク付着部位を示し、極細毛の歯ブラシでのかき出し磨きと回転磨きを指導した。

　高齢の患者さんには高度なプラークコントロールを期待するのではなく、まず自立したプラークコントロールが継続できるように支援していく場合がある。
　患者さんは、歯間に食渣が残っていることさえ気づかないことがあるが、そのまま放置されることは避けたい。うまく磨けなくとも、食べたら磨く習慣だけは意識的に継続してもらうために、資料を作りお渡しした。

モチベーションを上げる
15のアドバイス
―なんで磨いてくれないの？―

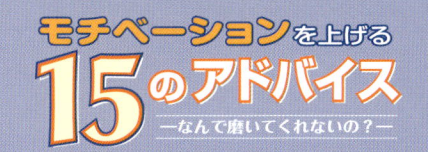

第３部　指導後編

指導終了≠磨けている
その後も大事！

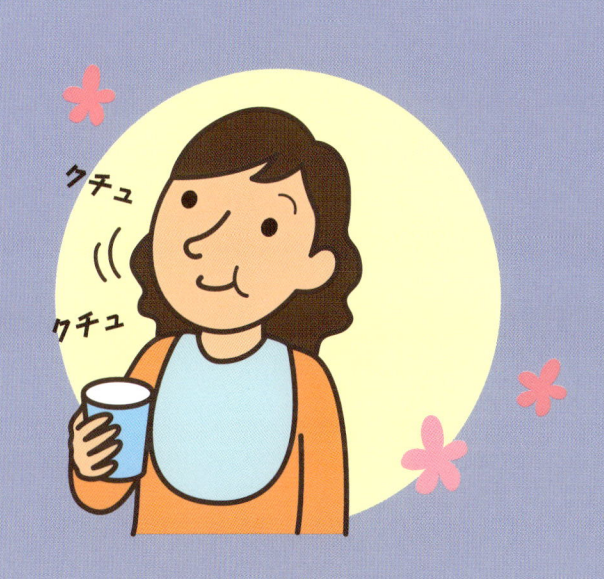

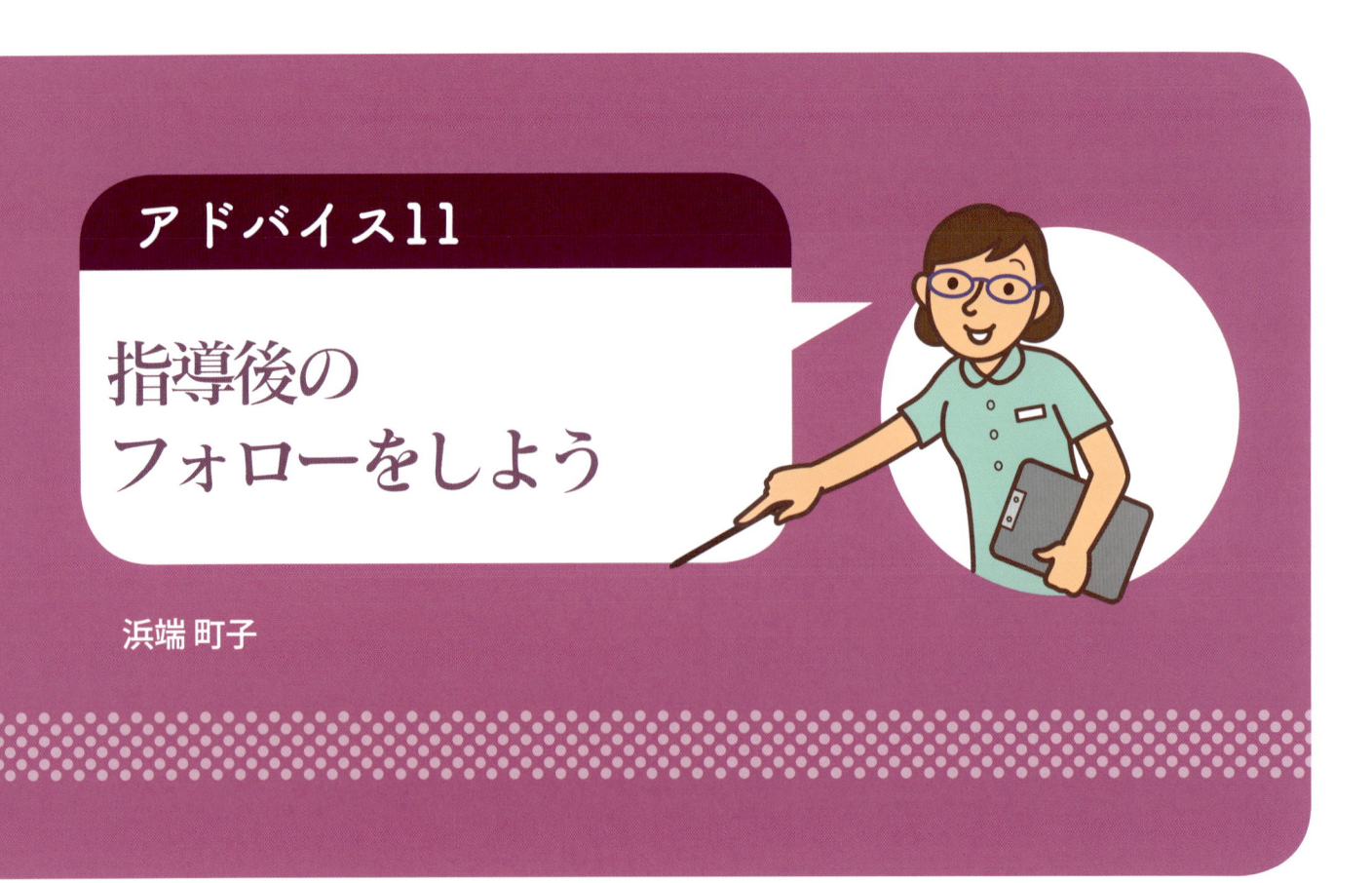

アドバイス11
指導後のフォローをしよう

浜端 町子

なぜ、それは有効なの？

　ブラッシング指導を行った患者さんの口腔内が、その後どのように変化しているか再評価（確認）していますか？　ブラッシング指導をした後の患者さんの歯肉が変化していたら、その変化を伝えます。良くなっていたらその努力を褒め、ともに喜びます。人は褒められたり喜んでもらえたりしたら、一層やる気が出るものです。ところが、がんばって磨いてきたのに何も言われなかったらどうでしょう。寂しい気持ちになりませんか？　やる気もなくしてしまうのではないでしょうか。また、ブラッシング指導をしたからといって、**患者さんがきちんと磨いてくれるとは限りません。つまり、その後のかかわり方、言葉のかけ方などでいかにフォローするかが、モチベーションを上げるポイントの1つになってきます。**

　ブラッシング指導では、まず、患者さんが簡単に達成できそうな部分からアプローチしていくとよいでしょう。変化が起これば、患者さんをスムーズに褒めることができます。この他、ワンポイントとしてわかりやすい部位や、患者さんの気にしている部位からはじめるのもよいですね。そして、患者さんが自分自身で磨いた結果、変化してきたことを知ってもらい、自信につなげます。**残念ながら変化していなかったら、なぜ変化しなかったのか原因を一緒に考えます。** プラークコントロールがうまくいかないのは、テクニック的なことだけでなく、それ以外に原因があることもあります。いろいろと患者さんとお話し、生活背景や患者さんの気持ち、歯に対する思いを引き出すことで真の原因がみえてくるでしょう。

アドバイス **11** 指導後のフォローをしよう

どんなフォローがあるの？

口腔内写真でブラッシング指導前後を比較する

「ブラッシングで歯肉が良くなる」ということに気づいてもらう1つの方法として、ブラッシング指導後に、前後を比較した口腔内写真を用います。その際は、以下が基本の流れとなります。
①ブラッシング前と後の口腔内写真を、患者さんと一緒に確認する
②変化していたら、そのことを伝える
③変化について患者さんがどう思うかを聞く

ポイントは、変化に気づいてもらい、関心を持ってもらうことです。

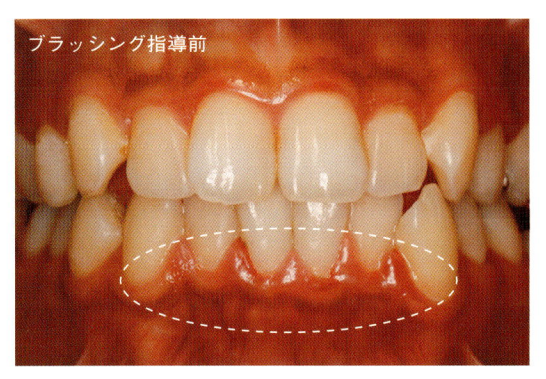

▲「歯磨きが強いのか、下の前歯の歯ぐきから出血するのが気になる」という主訴で来院された患者さんの口腔内。

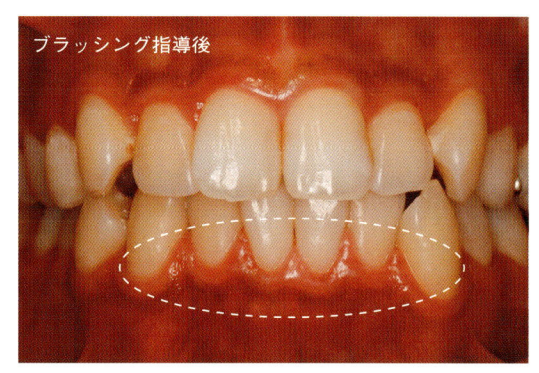

▲指導前の口腔内写真と比べてもらったところ、「今までより意識して磨いただけで、歯肉の形が変わるのですね。このまま続けてみます！」と言って、意欲が感じられた。

テクニックを確認する（柄の向きを見る）

指導後のフォローでは、実際に歯ブラシを当てて確認することもあります。歯肉の炎症がきちんと改善しているのであれば特に指摘せず様子をみますが、炎症が改善されず変化がみられない場合には、その原因を患者さんと一緒に考えるためです。

その1つとして、歯ブラシの毛先がどこに当たっているかが重要となります。のぞき込んで確認するのも1つですが、私は歯ブラシの柄の向きに注目します。柄の向きや角度から歯ブラシの毛先がどこを向いているのかをイメージして、磨けるかを確認します。

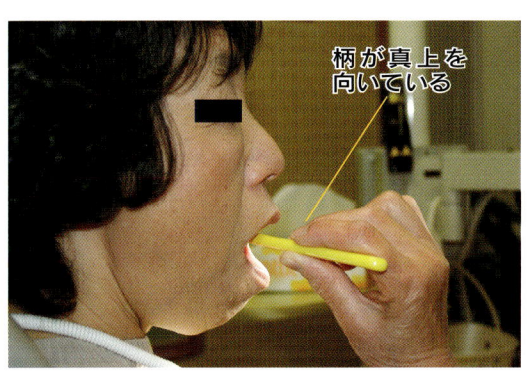

▲患者さんには、上顎左側口蓋側を磨いてもらうように伝えてあるが、歯ブラシの柄の向きから、実際に毛先は当たっていないと思われる。

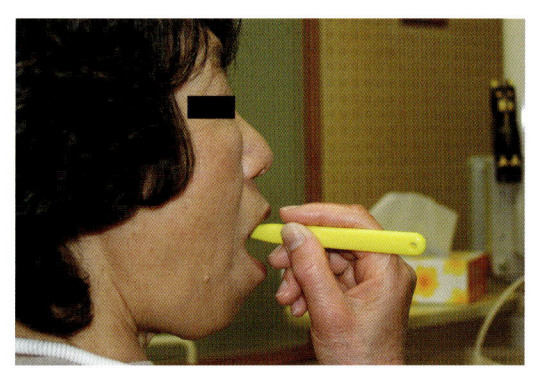

▲毛先を歯面に向けると、歯ブラシの柄の向きが変わる。

テクニックを確認する（顎模型を使用）

顎模型を使い、患者さんに歯ブラシの毛先が届くように磨いてもらうこともあります。このときも、歯ブラシの柄に注目してもらい、患者さんが実際に磨いているときとの違いを考えてもらったりします。

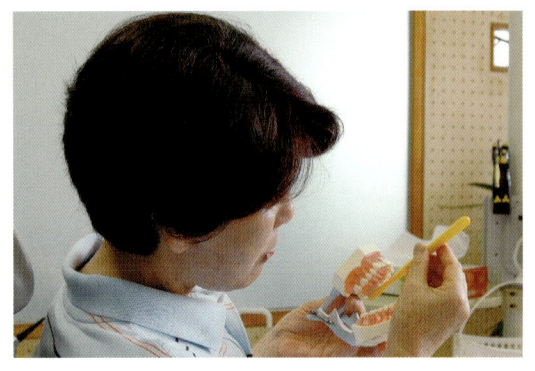

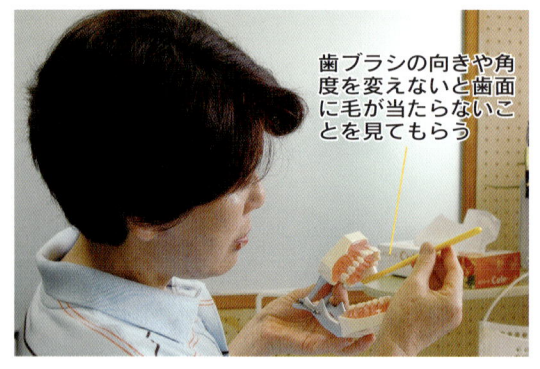

歯ブラシの向きや角度を変えないと歯面に毛が当たらないことを見てもらう

▲患者さんに顎模型を使って歯を磨いてもらう。歯ブラシの柄の向きや角度に変化がついていることを視覚で確認できるため、理解しやすいようである。

術者磨き

ブラッシング指導後（再来院時）に術者磨きを体験していただくのもお勧めです。

自分のブラッシングを意識しながら比較してもらい、いろいろ感じとっていただきます。そして術者磨きを受けていた最中に何を思ったか、何を感じたか、何が気になったのかを、終了後に教えてもらいます。テクニック的なことを一方的にお話するより、患者さん自身が気づいたことなので、記憶にも残りやすいようです。

術者磨きは、患者さんとのコミュニケーションツールの1つでもあると私は考えます。

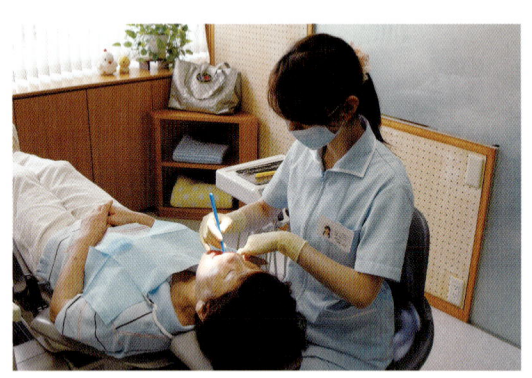

◀ブラッシング指導を受けた患者さんに術者磨きをしているところ。「磨いている」と「磨けている」の違いを伝えるのに効果的。自分が普段行っているブラッシングとは異なることに気づいてもらう。

順調に変化してきている場合はいいのですが、そのような方ばかりではありません。残念ながら変化がない方もおります。このようなときは磨けていないことの問題点ばかりを指摘してしまいがちですが、それは逆効果で、やる気も失ってしまうでしょう。また、言い訳ばかりで聞く耳を持たない状況にもなりかねません。

どうしたら良くなるだろうかと患者さんと一緒に考えたり、確認していくことの繰り返しが、結果的にも習慣として定着していくように感じます。

あせらず、ゆっくりと患者さんとおつき合いしていきましょう。

コラム これは使える たとえ話ネタ帳 2

和田 和江

■「なぜ歯科医院とのかかわりが必要か」を伝えるとき

たとえ話

● 10代の女子には、"おばさん"をイメージしてもらおう ●

おばさんになると顔の皮が厚くなってずうずうしくなるっていうけど、歯も時間がたつと固くなるんだよ。でもまだ10代は硬くなりきっていないから、むし歯になりやすいんだ。そして治療しないで硬くなった歯はとても強い。でも、治療を繰り返した歯は、おばさんになっても弱いんだよ。そうならないために定期的に通院して、お口の大掃除をして一緒に歯を守りたいんだよ。一緒に硬くてずうずうしい歯をつくらない？　大掃除は痛くないからね。

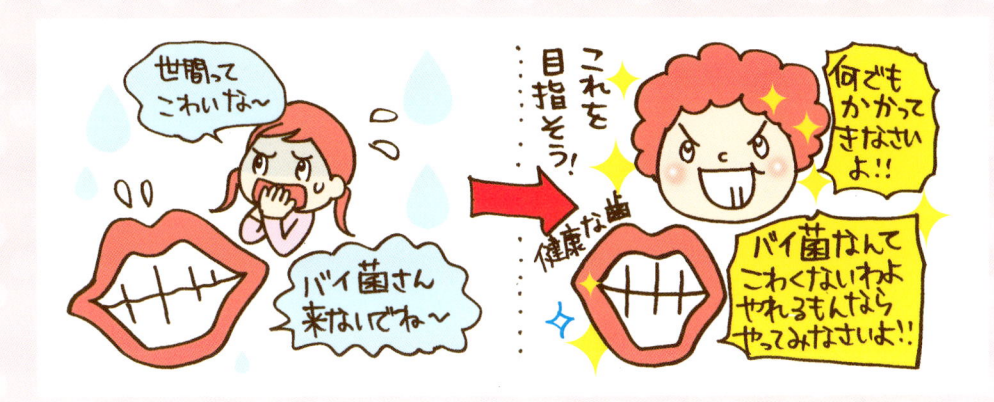

たとえ話

● 働きざかりの男性には、車を応用しよう ●

どんなに高級な車を買ってもメンテナンスしなければ長持ちはしません。ボロボロになってから直すには、時間もお金もかかりますし、その前に大事故になるかも……。歯も同じで、定期的に歯科医院を予防的に利用すると、1年に数回の来院ですみますし、時間もかかりません。もちろん痛くもなく健康を守っていけます。

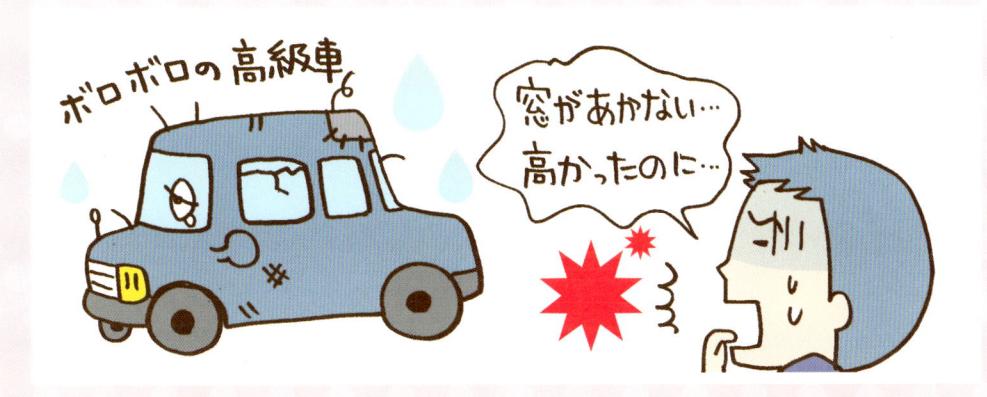

アドバイス12
モチベーションが低下したときは、経過を見てもらおう

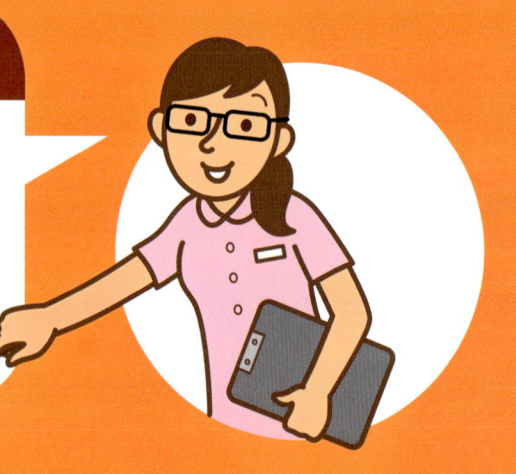

伊藤 弥生

なぜ、それは有効なの？

　歯科医師主体の歯科的治療に入っているときや、動的治療が終わりメインテナンス期間に入っているときであっても、患者さんがセルフケアをベストな状態で行い、維持し続けていなければなりません。

　しかし、一度指導したからといって患者さんの意識がずっと続くとは限らず、モチベーションの低下によりプラークコントロールが悪化したり、それが口腔内に問題を生じさせてしまう場合もあると思います。そ のようなとき、どうしたらモチベーションを上げられるのでしょうか。

　患者さんがケアし続けるためのアプローチの方法として、まずは患者さん自身に口腔の変化（経過）を気づかせることが有効であると考えます。その気づきを得るためには、個々の患者さんに合わせた情報を定期的に収集し、視覚に訴えながら提供することです。

　仮に長いメインテナンス期間中にモチベーションが下がったとして も、セルフケアのがんばりによって徐々に引き締まっていた歯肉の経過を、写真やプロービングチャートなどで見せることで「自分が治していたんだ、自分にもできる」という思いを引き起こすこともあります。

　このように、資料を定期的にそろえる見てもらうことは、患者さんのモチベーションの維持・向上につなげる手段の1つと考えます。

経過を理解してもらえる資料とは

　口腔の変化（経過）を知るには、**定期的に規格性のある資料をそろえる**ことが欠かせません。経過がわかり変化に気づく資料とは、**比較が可能** **なもの、つまり正確性、再現性のできているもの**が適切です。そして、**1つの資料だけを使うのではなく、いくつかを組み合わせて提供する**こ とが重要です。

　では、症例をとおして口腔内の状況の変化および患者さんのモチベーションの変化をみていきましょう。

アドバイス **12** モチベーションが低下したときは、経過を見てもらおう

【初診時基本データ】

初　診：2006年9月（30歳・女性）
主　訴：下顎前歯が痛い
既往歴：なし
その他：喫煙歴なし

初診時（2006年9月）　　状態や治療計画などを十分に伝え、ブラッシング指導へ

　この患者さんは、「下顎前歯が痛い」という主訴で来院されました。主訴に対する処置を終え、2⏋1のう蝕治療時、プラークコントロールの問題と歯肉の炎症を改善することが必要と判断され、歯周治療が優先されました。

　口腔内には、崩壊している歯や、う蝕、根尖病変、歯肉の炎症、プラークコントロール不足など多くの問題を抱えているのがわかります。歯周治療の経験はなく、患者さんとの会話から今までに至る歯科治療への不満や思いがあることを知り、まずはこれらの資料を基に今後の治療計画について十分説明しました。そのうえでいったん歯周治療を優先に行い、再評価後う蝕や根管治療をはじめ補綴治療を行うこととなりました。患者さんは上顎前歯を気にされていたため、その部分に焦点を当ててブラッシング指導を行っていきました。

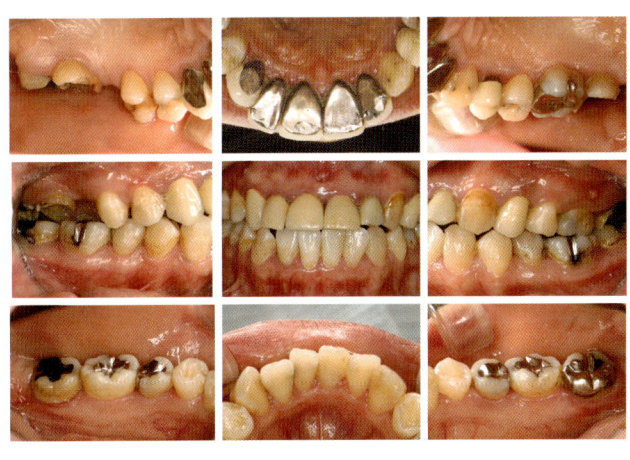

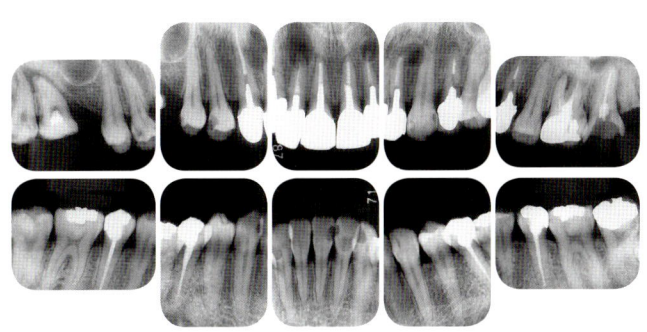

※7⏋は、口腔内写真撮影後にインレー脱離。その後、エックス線写真を撮影した。

再評価（2007年3月） セルフケアは良い状態になり、歯科治療へ

初診時からセルフケアが向上し、患者さんから「ブラッシング時の出血が減った」「口の中のネバネバ感がなくなった」といった口腔の変化についての話が出たり、口臭を気にするなど、口腔に関心が出てきているのが感じ取れました。ここでは、歯周治療の効果を自らが実感されることが大切です。

その一方で、まだ清掃の困難な部分もあり、プラークコントロールしやすい状態にしていくため治療計画を立て直し、引き続き歯科治療へと移行しました。

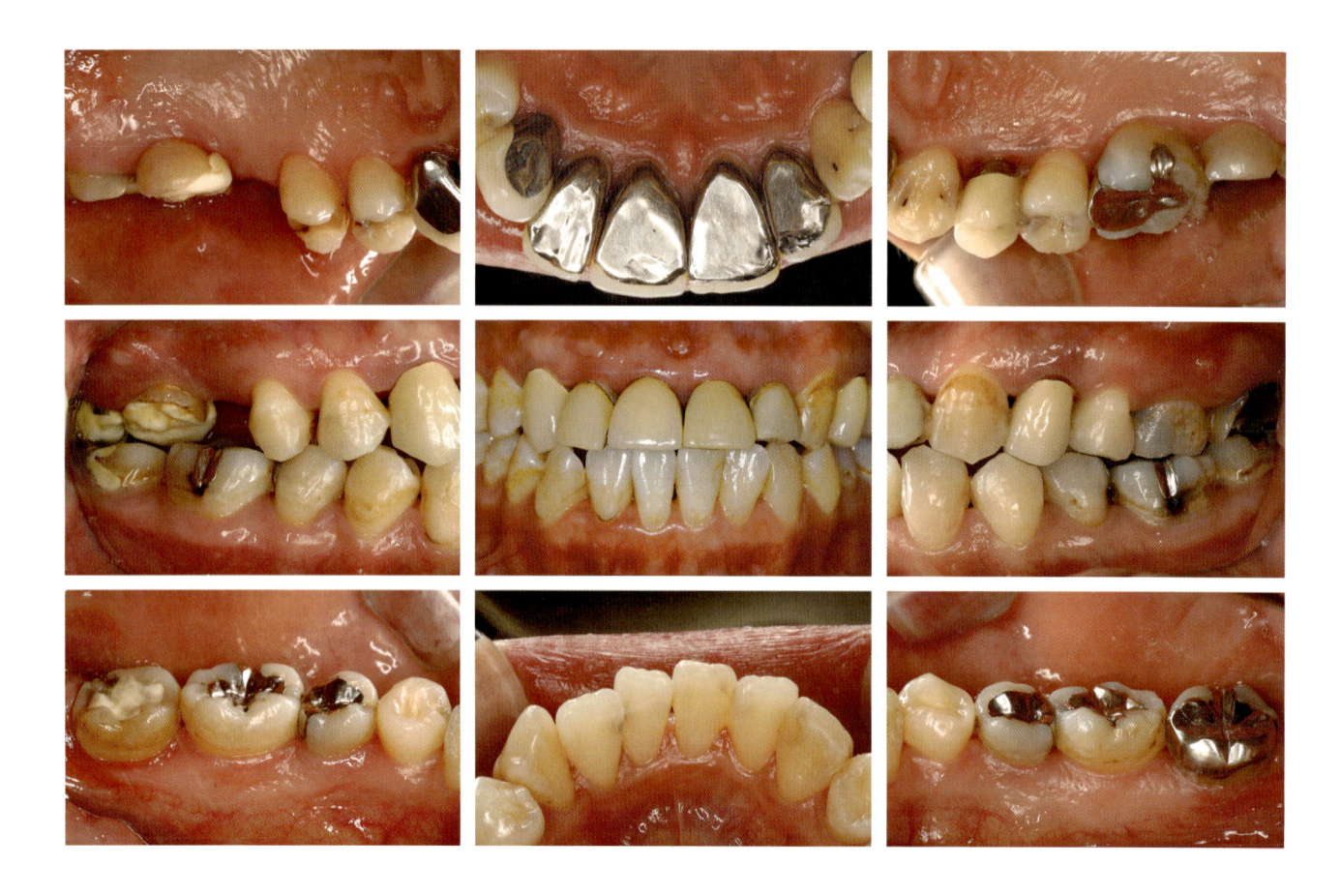

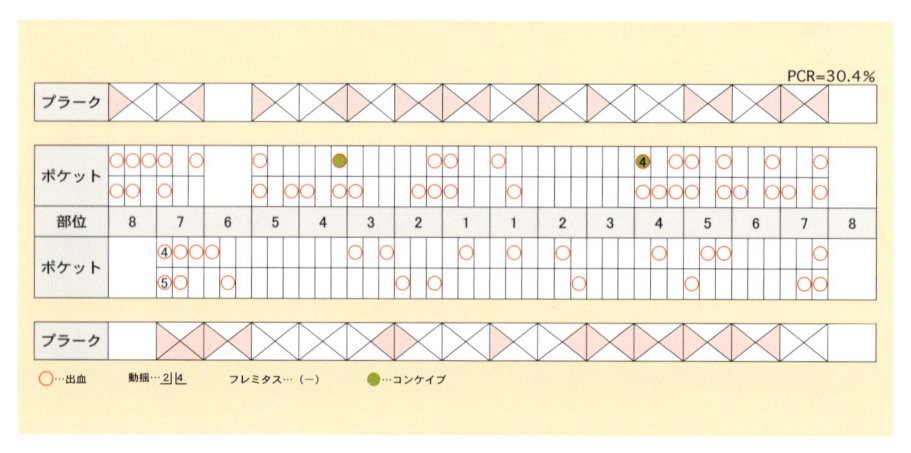

PCR=30.4%

○…出血　動揺…2│4　フレミタス…（－）　●…コンケイブ

アドバイス **12** モチベーションが低下したときは、経過を見てもらおう

歯科治療中（2008年10月） セルフケアの低下とともに口腔内の状態も悪化

初診より、歯科治療を行っていったことで清掃性が良くなっていますが、患者さんのセルフケアに対するモチベーションの低下からなのか、PCR、BOPともに増加がみられ悪化していました。そこで、資料を用いビジュアルで今の状態を提示し、どう感じたか聞いてみました。

すると、**できていない部分について**、「ブラッシングしても磨けているのかどうか実感がわからないまま行っていた。歯の裏は磨きやすいが、裏側は見逃していたのかもしれない」と、**磨けていないことを理解された様子でした。**また、ちょうどこの頃、家庭の事情で自分の時間が少なくなり、「それが影響していたのだと思う」と、**患者さん自身が問題点を挙げてくださいました。**患者さんと現在の問題を一緒に見直し、最後にセルフケアの確認を行いました。

ここで大切なことは、患者さん自身が今の問題に気づき、どうすべきかを考え、行動できるように導くことです。そのためには、ビジュアルを用いて説明すると理解しやすく、伝えやすいと考えます。

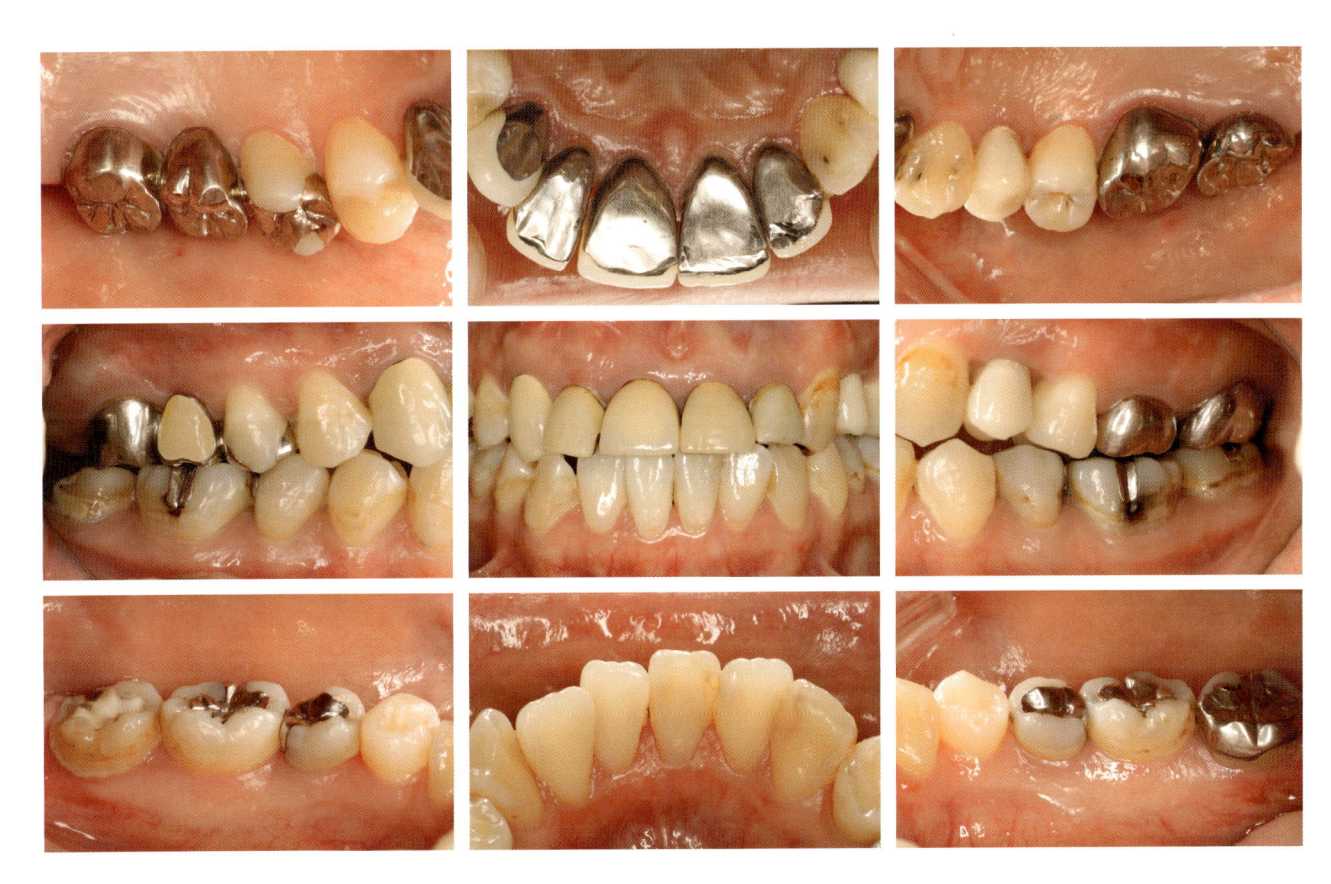

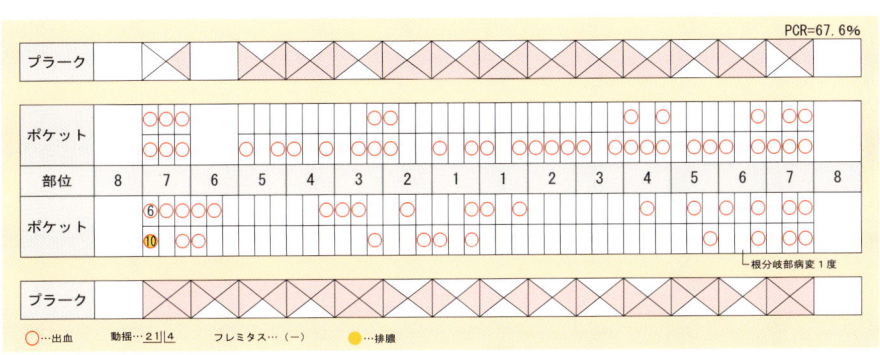

再々評価（2009年5月） 口腔内写真の経過の変化を見て、再びモチベーション向上

ひととおりの歯科治療を終え、2009年に診査を行いました。患者さんの事情で2+2の補綴物の再製を保留にしていますが、プラークコントロールの難しい中、ご本人の努力によりPCR、BOPともに減少しました。患者さんにデータを報告し、口腔内写真で変化を見せたところ、効果を実感されていました。

また、患者さんはこの頃ご結婚され、生活環境が大きく変化しました。ブラッシングを熱心にされるご主人の影響を受け、セルフケアに時間をかけたり、食生活を見直すなど、自らモチベーションを高めていることがわかりました。

患者さんの努力が感じられたとき、資料を提示することがその裏づけを示し、患者さんにとって確固たる評価となり、さらなるモチベーションへとつながると考えます。

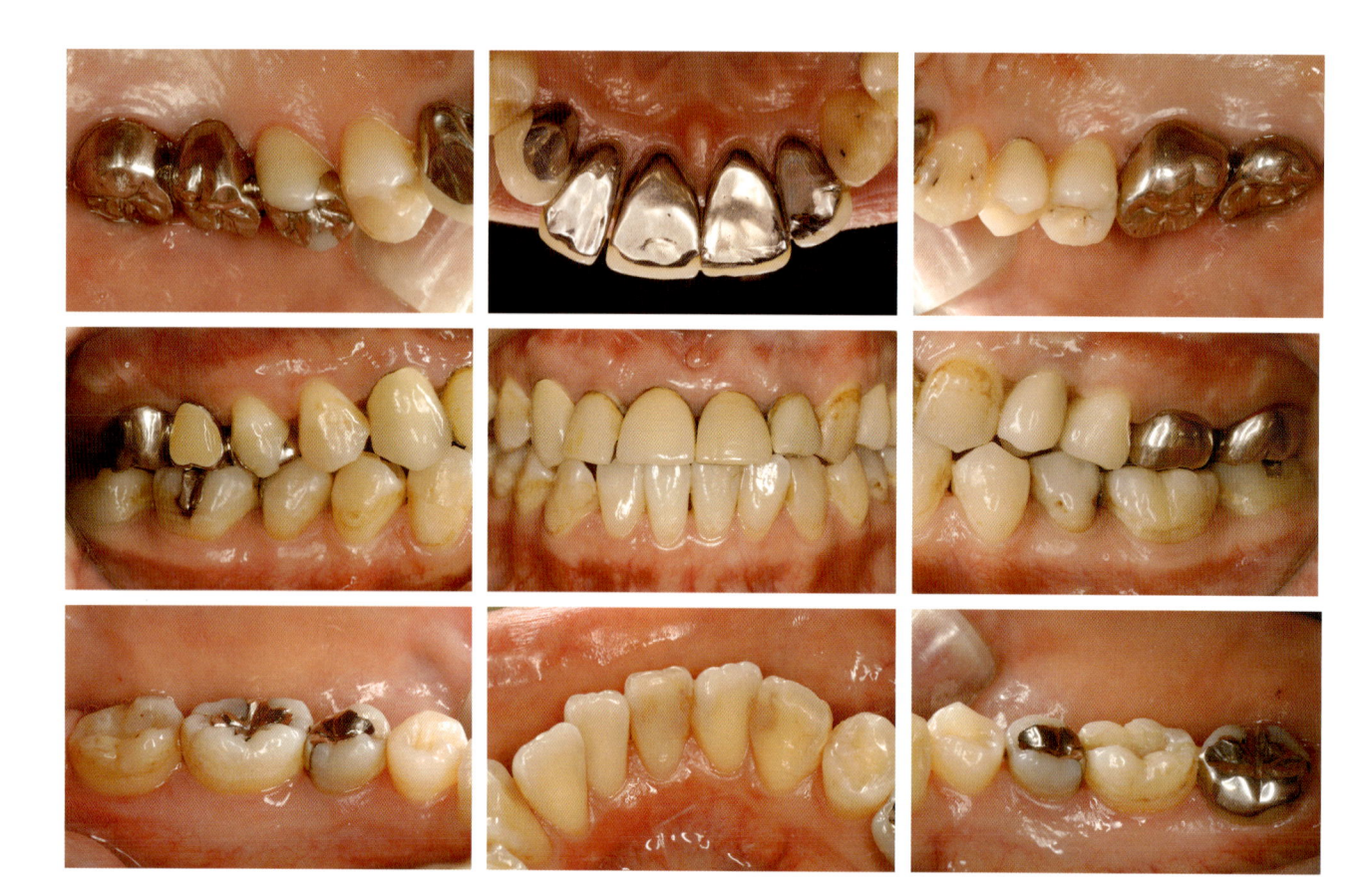

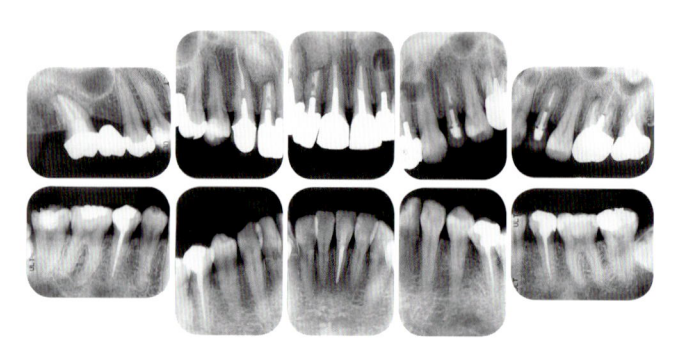

※|2歯根端切除の予定が立っているが、ご本人の希望で保留となっている。

コラム これは使える 数字で説得！数字で納得！❷

内藤　徹

口腔ケアでインフルエンザが1/10に

　インフルエンザウイルスは気道の粘膜について増殖しますが、粘膜にはタンパク質のバリアがあり、ウイルスの付着を阻止します。ところが口腔内の細菌が産生する酵素であるプロテアーゼは、そのタンパク質を破壊してしまい、そこからウイルスが感染しやすくなる可能性があります。そこで、口腔ケアで口腔内の細菌を減らし、インフルエンザ予防にならないかということを調べた研究があります。

　Abeらは、65歳以上のデイケアに通う在宅介護高齢者を2グループに分け、片方には歯科衛生士が口腔ケアを行い、片方にはこれまで通り自分でケアをしてもらい、1シーズンのインフルエンザの発症を比べました。その結果、口腔ケアを行わなかったグループでは92名中9名にインフルエンザが発症したのに比べ、口腔ケアを行ったグループでは98名中1名のみの発症と、約1/10にまで減っていたのです。

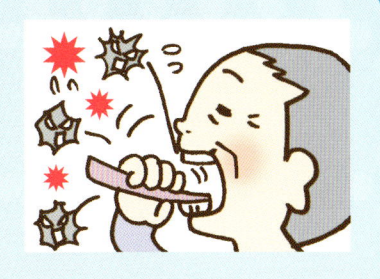

　これからは、インフルエンザ予防には、手洗い、うがい、口腔清掃といわれるようになるかもしれません。

参考文献
1. Abe S, Ishihara K, Adachi M, Sasaki H, Tanaka K, Okuda K. Professional oral care reduces influenza infection in elderly. Arch Gerontol Geriatr 2006;43(2):157-164.

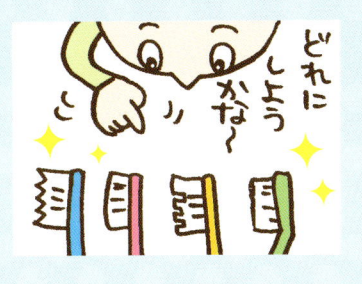

数ある歯ブラシ、どれも変わらない？

　患者さんから「どの歯ブラシが一番よいのでしょうか？」とよく聞かれると思います。ドラッグストアの陳列棚を見ると、いろいろなメーカーのさまざまな形の歯ブラシがあって目移りしてしまいます。その中で、どれがプラークがいちばん落とす最高の歯ブラシなのか、皆さん知りたいところでしょう。

　いろいろな形をした歯ブラシを、36名の人に比較してもらった研究があります。2日間まったく歯磨きをしない状態でいた後、60秒間だけ歯ブラシを使ってもらい、磨く前と後のプラークのつき方を比較するという方法で、4種類の歯ブラシの清掃効果を比較したものです。

　さてその結果ですが、結局、どのブラシにも差はほとんどありませんでした。いずれの歯ブラシでも頬側に比べて舌側は磨き残しが多く、歯間部はさらに磨き残しが生じやすい、というものでした。舌側の清掃はどんなブラシを使ってもやはり難しく、歯間清掃器具なしで完璧なプラークコントロールは無理なようです。プラークコントロールには、プロの指導が必須なわけです。

　それにしても、この研究の参加者はまるまる2日間の歯磨き禁止を4回も受けたんですね。ご苦労様でした。

参考文献
1. Claydon N, Addy M. Comparative single-use plaque removal by toothbrushes of different designs. J Clin Periodontol 1996;23(12):1112-1116.

アドバイス13
磨かない理由を分析し、方法を変えていこう

川崎 律子

なぜ、それは有効なの？

　口腔の健康の重要性を認識していただき、プラークコントロールが必要不可欠であることを理解していただいたとしても、すべての患者さんの行動が変容するとは限りません。時には熱心にブラッシングされていた患者さんのコンプライアンスが急に悪くなり、プラークの付着率が高くなることもあります。なぜ患者さんが行動しないのか、またしなくなってしまったのか、そこには患者さんにとっての意味・理由が必ず存在しているはずです。

　ですから**私たち歯科衛生士は、磨かない理由を分析する必要があります。分析をせずに指導を何度行っても、行動の変容は期待できないでしょう。患者さんの行動の意味や理由がどこにあるのかしっかりと見極め、その分析結果をもとに、次のアプローチを考えていきます。**

　患者さんのニーズや性格（怠慢・忘れっぽい・無関心）、感情、治療に対する期待、説明に対する理解度、生活環境などは、患者さんによって異なります。誰一人として同じではありません。つまり**個々にあったアプローチ法を見つけていくために、分析は欠かせないのです。**

　患者さんが歯を磨かないのであれば、理由を分析し、それによってアプローチ法を変えていくことで、いつかモチベーションをあげるきっかけが見出せるでしょう。患者さんの異なったパーソナリティ、異なった環境に柔軟に対応していきましょう。

どんなことを分析し、どう対応するの？

　「磨かない理由」はさまざまです。「磨けない」のか「磨かない」のか、また、「磨けない」のは「がんばっているのに磨けない」のか。さらに、「磨かない」のは「治す気持ちがあるが面倒」なのか、あるいは「性格的な問題から磨かない」のか、「治す気持ちがそもそもない」のかなど多岐にわたります。患者さんの考え、気持ち、事情を分析し、個々に適したアプローチをしていきます。

アドバイス ⑬ 磨かない理由を分析し、方法を変えていこう

● 分析結果に対するアプローチ

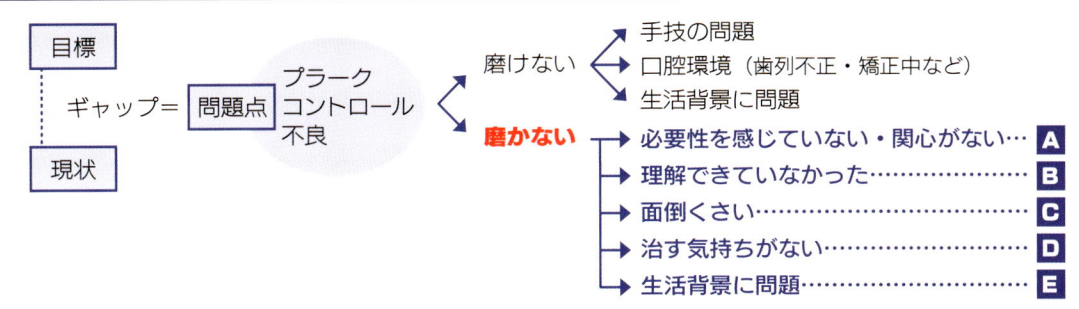

目標┊ギャップ＝問題点 プラークコントロール不良
現状

磨けない
→ 手技の問題
→ 口腔環境（歯列不正・矯正中など）
→ 生活背景に問題

磨かない
→ 必要性を感じていない・関心がない… **A**
→ 理解できていなかった……………… **B**
→ 面倒くさい………………………… **C**
→ 治す気持ちがない………………… **D**
→ 生活背景に問題…………………… **E**

A 必要性を感じていない・関心がない

患者さんと医療側のニーズが一致していない。いきなり多くの道具を勧めたり必要性を話すのではなく、口腔内の問題について話し合う。患者さんがどのように生きたいのか、そこに健康がどのようにかかわるのかを確認できると、ニーズが高まる。ブラッシングの効果が一目瞭然に表れている事例写真などを活用し、簡単にできることから指導していく。

また、こちらが説明し指導しているにもかかわらず、患者さんに聞く耳がないと感じることもある。「興味がないですか？」「あまり関心がなさそうですが……」と、確認することも大切。そのような時は、それ以上やっても無駄と判断し、患者さんのニーズにだけお応えし終了となることもやむを得ない。
治療終了後に再度モチベーションするなど、タイミングをずらしてみることも必要。

B 理解できていなかった

患者さんは、体裁よくその場をやり過ごすため理解したふりをすることがある。また、説明の中の言葉が理解できていなかったり、病気の状態を十分理解していないことも多々ある。さらに最初は理解しようとしているが、歯科医師から伝えられた話に精神的なショックを受け、頭が真っ白になってしまい、頭に入ってこないこともある。
再度わかりやすく説明し、説明に対し「今の説明でご理解いただけましたでしょうか？」という確認も必要。ペーシング（相手の話し方に自分の話し方を合わせる方法）を心がけ、説明を行う。

C 面倒くさい

お風呂で体を洗う、トイレに行ったら手を洗うのと一緒で、決してがんばることではなく、当たり前のこととして認識してもらう。また音波ブラシなど、短時間で効果が表れるものを紹介するのもよい。

治療は共同作業であることを強調し、協力をお願いすることも必要。
また実践可能な対策を、患者さんと一緒に立案する（使用用具は1種類にする、ブラッシングは1日1回でよいので確実に行ってもらうなど）。

D 治す気持ちがない

このまま放置したら将来どうなるかを説明し、危機感を感じてもらう。重症症例や口腔の崩壊の著しい事例写真などを用いて説明し、プラークコントロールをおしつけるのではなく、実践可能な対策を患者さんと一緒に立案する。

E 生活背景に課題

家庭環境や生活背景を理解し共感するとともに、改善策を一緒に考える。できない理由を探し、できる方法を探す。コーチング手法を用いて、患者さんはどうしたいのかそのために何をしなければいけないのか、障害を打開するための答えを自らみつけていただくように誘導する。

このように患者さんの心を分析して対応しますが、健康を維持しようという共通認識があっても、すべての面で同じ価値観を共有するのは不可能なことです。患者さんの意思や主張を引き出し理解する柔軟な対応や歩み寄り、そして時には見守ることも必要となります。

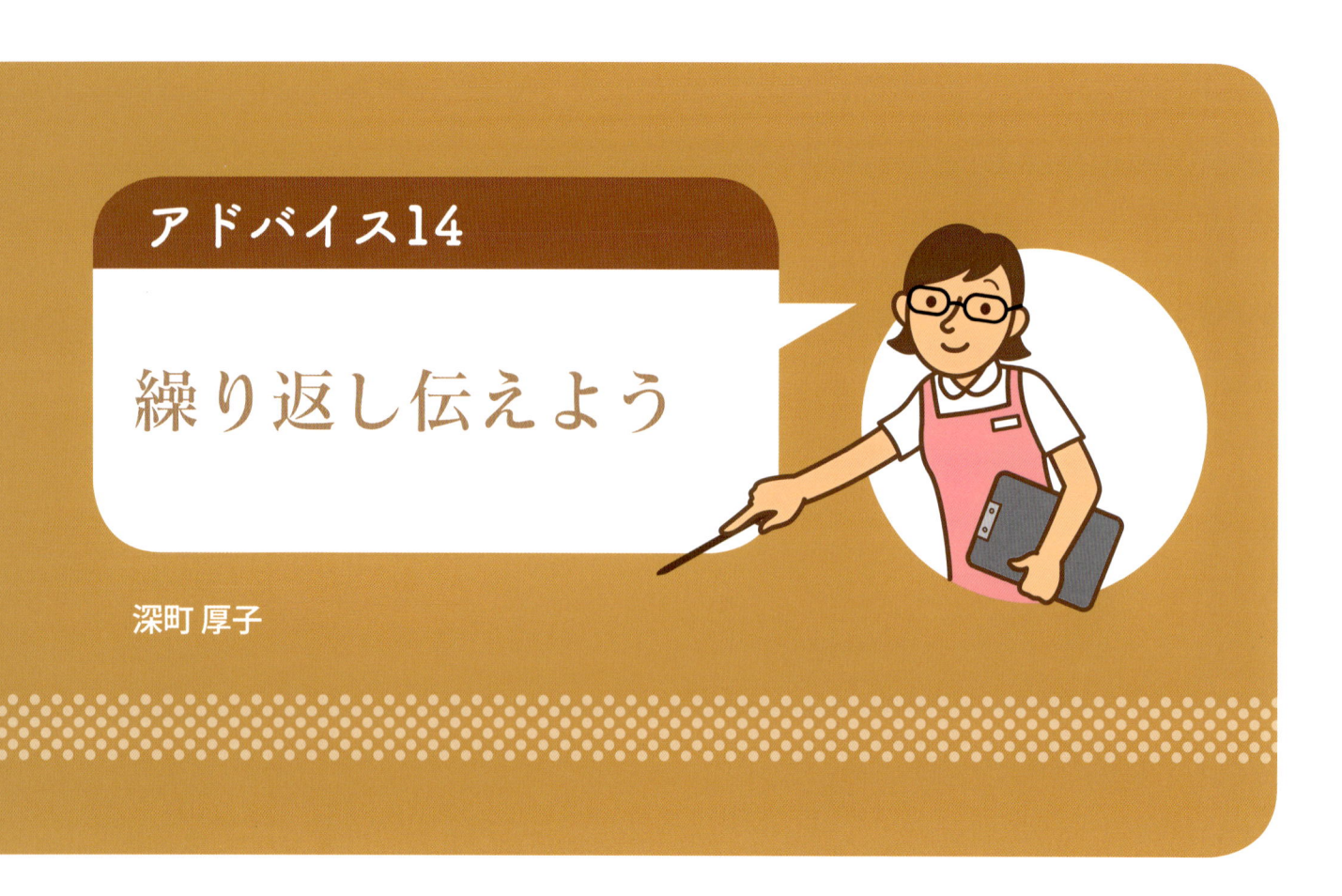

アドバイス14
繰り返し伝えよう

深町 厚子

なぜ、それは有効なの？

　歯科衛生士の私たちにとって、「歯磨きはやって当然！」のことかもしれませんが、患者さんはどうなのでしょうか？　ひとりひとり生活環境が違い、価値観も違うので「大切なもの」も違ってきます。「忙しくてね」「たばこは何より大切」「甘いものはやめられない」……など、悪いとわかっていても変えることができないといわれることはありませんか？

　価値観を変えること、そして続けることは簡単なことではないと思います。「歯磨き」を勉強や練習に置き換えてみると、誰でも経験があるのではないでしょうか？

　また、一度の指導ですべてうまくいくことも考えにくく、何度も伝えること、あの手この手で伝えることが必要です。

　私が患者さんと接する中で心がけているのは、「続けること」です。 患者さんがセルフケアを続ける、定期的な受診を続ける、**私たちが伝えることを続ける**……。

　歯科疾患を治療・予防し、管理していくのは長期戦です。患者さんが「もう嫌！」となったら終わってしまいます。セルフケアがうまくいかないときがあっても、決して責めたりせず、継続して受診してくれれば改善も期待できるので、次の機会を待てばいいのです。私は、自分が焦らずに5年10年と長いスタンスで向き合うことが大切であると気づいてから、患者さんとの信頼関係もうまく築けるようになったと思います。自然と、私も患者さんも楽になったのです。

　同じことと思っても角度を変えながら伝え続けると、届くこともありますし、受け止める側に準備ができているかどうかで受け取られ方が変わるのだなと、日々感じています。

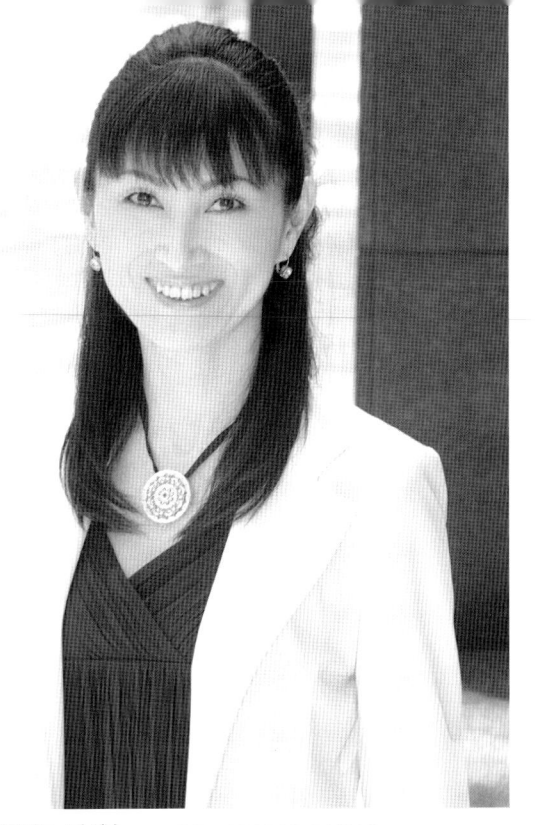

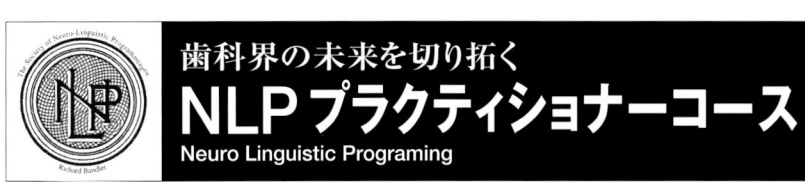

歯科界の未来を切り拓く
NLPプラクティショナーコース
Neuro Linguistic Programing

米国NLP協会 プラクティショナー認定資格取得コース

願望達成！問題解決！コミュニケーションに役立つ！誰もが使える 実践心理学

実際に現場で使っている歯科医師によるNLPコースです。

NLP（神経言語プログラミング）コースでは、無意識、つまり潜在意識の思想回路を捉えることで、自分で意識するしないに関わらず、また、その人の持つ流儀に関わらず、共通の潜在意識へのコミュニケーションアプローチ法を身に付けることができます。医師、弁護士、教師、ビジネスマンなど、様々な場面で活用されています。

南郷谷 香利　KAORI NANGOUYA
米国NLP™協会トレーナー。なんごうや歯科医院 院長。
LABプロファイル プラクティショナー。TTW（問題解決手法）インストラクター。
Society of NLP トレーナーアソシエイト。

POINT 1　患者さまの気持ちがわかる！
・歯科への恐怖心、不安を解消　・リラックスできる場所（人）へ
・健康へのモチベーションアップ

POINT 2　スタッフが輝く！
・スタッフ同士が信頼し合える　・仕事が楽しくなる　・人間力UP

POINT 3　信頼ある流行る医院に！
・定期健診が定着し、自費への移行もスムーズに　・チーム力の強化
・コミュニケーションが円滑になり、来院者の紹介率がUP

プログラム内容・特徴
日常の仕事・生活に今すぐ役立つ方法を体験学習により身に付けることができます。

- NLPとは
- 人の心理を理解する
- 初対面でもすぐに信頼関係を築くことができる
- ステートマネジメント（感情をコントロールする）
- 五感を活用したコミュニケーションのパターンを知る
- ネガティブな過去を書き換える
- 自分と他人の違いに気付き活用する
- 目標を明確にし、達成する

NLPプラクティショナーコース（米国NLP協会 プラクティショナー認定資格取得コース）

第5期　随時募集　大阪

【受講料】346,500円（資格申請費含む）
　※上記費用には消費税・資格申請費を含んでいます。　※再受講は1日につき5,000円（税込）です。
　※欠席された場合は次回以降のプラクティショナーコースでの受講が可能です。

【日　程】全10日間・日曜日開催
　　　　2010年 4月18日、5月16日、30日、6月13日、20日、27日、7月4日、11日、8月1日、8日
【時　間】10:00～17:30
【場　所】麻網ビル10階会議室（大阪市中央区南船場3-2-22）

下記の必要事項を明記の上、FAXまたはメールにてお申し込みください。
NLPプラクティショナーコース　東京または大阪
●ご氏名（フリガナ）●医院名　●職業　●ご住所（郵便番号）●TEL　●FAX　●E-mail

FAX 06-6725-3288　　kaori@nangouya.jp

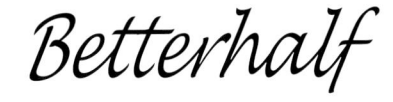

Betterhalf
株式会社ベターハーフ　http://www.betterhalf.jp　サイトからも申込受付可
〒545-0005 大阪市阿倍野区三明町2-8-14-1202　TEL:06-6724-1881　FAX:06-6725-3288
ご質問、お問い合わせはこちらまで→ mail:info@betterhalf.jp

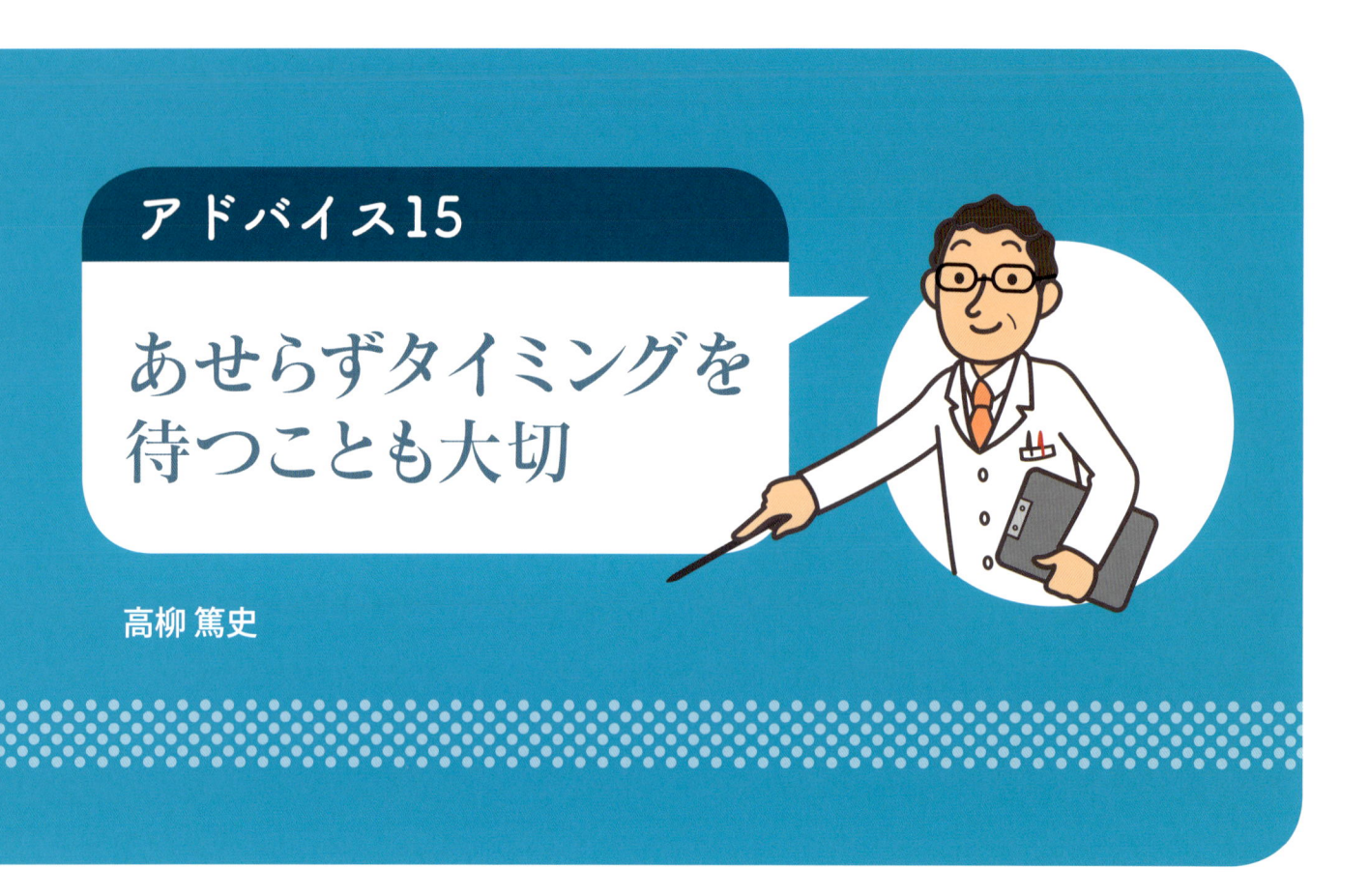

アドバイス15
あせらずタイミングを待つことも大切

高柳 篤史

なぜ、それは有効なの？

　歩く速度が人それぞれであるように、1回の保健指導で行動が変化する人もいれば、粘り強く指導を繰り返すことによって効果がみられることもあります。私たちが、いくら一所懸命にブラッシングの大切さの話をしても、もし、患者さん自身が「歯をよくしたい」と思っていなかったら、私たちの話はまったく意味がないばかりではなく、患者さんにとっては退屈な話でしかありません。そのため、**あせらずタイミングを待つことも大切**です。そして、**そのタイミングを逃さないように**しっかりと、**患者さんの変化をとらえるようにしましょう。**

　そもそも患者さんが歯科医院を訪れるには理由があります。その理由をどのように日常生活の行動変容につなげることができるかは、まずは、私たちが患者さんのことをよく知る必要があります。

　また、患者さんは日常生活の中で「歯をもっとよくしたい」と思う気持ちをどこかで持っており、患者さんとのコミュニケーションの中でそれらを私たちに伝えてくれるときがあります。そのときが積極的な保健指導を行うチャンスになります。私たちは患者さんからのサインを見逃さずに行動変容へとつなげていくことが大切です。

　サインを見逃さないためには、普段から一方的な保健指導をするのではなく、患者さんが主体的に参加できるようなコミュニケーションを構築することです。そして患者さんの前を歩いて手をひくのではなく、患者さんと一緒に歩くことです。

タイミングには、どんなものがあるの？

①しばらく定期健診に来なかったのに、突然来院したとき

　しばらく来院しなかった患者さんが突然来院したのは、困りごとが生じたなどの理由があります。このようなときは、保健指導に耳を傾けてもらえる絶好の機会でもあります。
　「なぜ、このようになってしまったのか」ということより、**「これからどのようにしたらよいか」ということに重点を置き、前向きな話をする**とよいでしょう。そして、あせらずに少しずつ行動変容につながる支援をしていきます。

②患者さんが口腔の変化に気づいたとき

　治療やブラッシングなどによる口腔内の変化を、何らかの形で実感できると、そのことがていねいなブラッシングを継続するきっかけになることがあります。
　歯肉が悪くなった部分を指摘することよりも、改善したポイントについて「だいぶよくなりましたね」などと声をかけることで、患者さんは自分の歯肉の変化を実感しやすくなり、ブラッシングに自信が持てるようになってきます。

③患者さんがセルフケアに関する質問をしてきたとき

　患者さんが能動的に「歯ブラシはどのようなものがいいでしょう？」などといった質問をしてきたときは、セルフケアに何らかの関心を寄せたときであり、まさに保健指導の絶好のタイミングになります。普段から、患者さん側から質問をしやすい環境づくりをすることも大切です。

④日常生活での口腔の困りごとを患者さんの言葉で語ってくれたとき

　日常生活での困りごとを患者さんが自分自身の言葉で語るときには、同時にこれまでのことを振り返って日常のセルフケアについて整理して考え直すチャンスになります。
　普段から、患者さんの訴えを聞き逃さないように努めるとともに、患者さんに困りごとを率直に語ってもらえる信頼関係の構築を心がけましょう。

別冊歯科衛生士
モチベーションを上げる15のアドバイス
—なんで磨いてくれないの？—

2009年12月10日　第1版第1刷発行

編　　著	高柳　篤史
発 行 人	佐々木　一高
発 行 所	クインテッセンス出版株式会社
	東京都文京区本郷3丁目2番6号　〒113-0033
	クイントハウスビル　電話(03)5842-2270(代表)
	(03)5842-2272(営業部)
	(03)5842-2278(編集部)
	web page address　http://www.quint-j.co.jp/
印刷・製本	大日本印刷株式会社

©2009　クインテッセンス出版株式会社　　　禁無断転載・複写
Printed in Japan　　　　　　　　　　　　　落丁・乱丁はお取り替えします
　　　　　　　　　　　　　　　　　　　ISBN978-4-7812-0110-8　C3047

定価は表紙に表示してあります